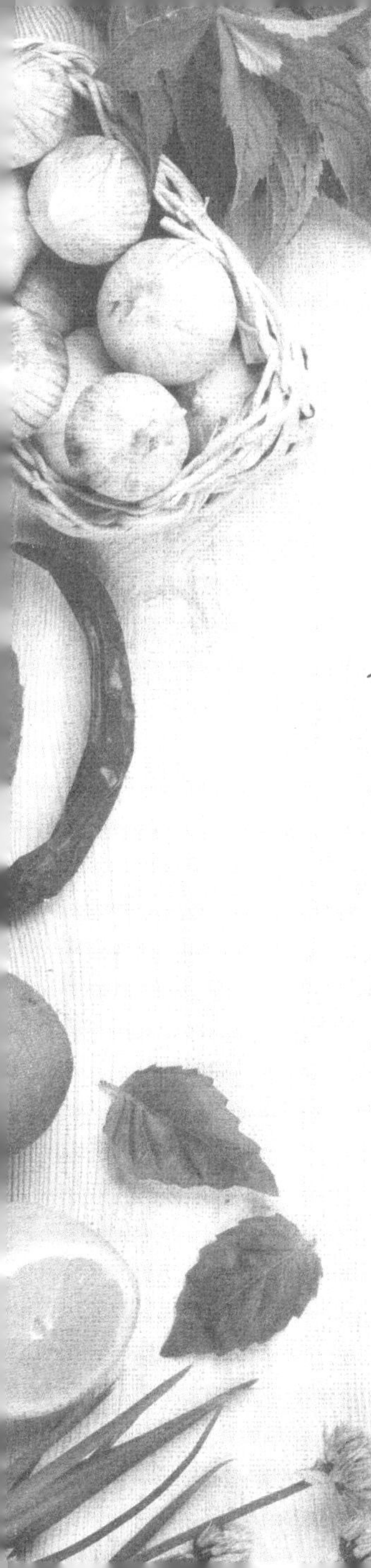

ヒトは何故それを食べるのか

食経験を考える63のヒント

著◉佐竹元吉・正山征洋・和仁晧明
編集企画◉一般財団法人 医療経済研究・社会保険福祉協会

中央法規

刊行にあたって

一般財団法人　医療経済研究・社会保険福祉協会（社福協）が運営するサイト「健康食品フォーラム」（https://www.kenshoku-forum.jp/）では、平成27年6月から平成29年3月まで、月3回のペースで計63回にわたり、コラム「食経験を中心とした食の話」を連載いたしました。コラム連載の構想を始めた時期は、機能性表示食品制度の導入が予定され、安全性の面からも食経験についての判断に注目が集まっていたころでした。

そこで、後に「第16回本づくり大賞（政刊懇談会主催）」の大賞を受賞した「健康・機能性食品の基原植物事典─食薬区分（非医）：写真で見る形態と食経験─」（編集企画：社福協）を執筆され、食材の機能性や安全性、食文化についてのご研究を長年された3名の先生方にお願いし、面白さはもちろんですが、多方面から食経験を考えるヒントとなるようなお話を書いていただきました。

食経験というものは、長い時間をかけ、多くの犠牲を払い、食品に安全性のフィルターをかけてきたものです。その結果、「十分な食経験があるのであれば、安全である、少なくとも有害性を無視できる」と考えられています。したがって、単純にどこかで誰かが食べたことがある、というだけでは安全性の評価上、科学的根拠のある食経験とはいえません。また、食経験を考える場合には、摂取方法、摂取部位、摂取量、収穫時期など多くの点についての精査も必要ですし、さらには、有害性を含むものについての性質、強さなどの情報収集も大切なことです。

では、十分な食経験があるといえるためには、食用に供した期間がどのくらいで、食用に供した量はどのくらいであればよいのでしょうか？　最低30年などという考えもありますが、残念ながら、今のところ理論的定説はありません。あくまでも社会通念上の判断となっているのが実情であり、今後の検討が待たれます。

さて、人間の食は多様で豊かです。人間は、何でも食べる雑食性ですし、そのままでは食べられないものを「煮たり焼いたり」、どうにかして食べてきました。

また、味覚は、本来人間に備わったセンサーであり、「苦いものや辛いものは、有害性があるもの」として、「酸っぱいものは、腐敗したもの」として、避けてきたといわれています。これらは、今でも幼少児は嫌がる味であり、大人の味ともいわれます。ちなみに酸味の強いものを犬や猫にやっても好みません。

しかし、激辛ブームなどもありましたが、人間は臭気の強いものも含め、あらゆる味のものを食べています。安全かどうか、動物だけではなく、捕虜や奴隷などに毒見をさせるということも出来た時代もあったからでしょうか、毒性があることが分かっているものでさえ、どうにか毒抜きをしてでも食べてもいます。そのどん欲さは、本能を越えているといえると思います。

保存方法や加工方法を発展させたのも、人間の大きな知恵だと思います。想像ですが、食料が乏しく、入手も困難な時代に、例えば、食べ物が放置されて乾燥したり、たまたま発酵してしまったり、海水に浸かっていたり、そんなアクシデントがあった時にも、無駄なくどうにかして食べられないかといろいろ試行錯誤を重ねたのだと思います。

また、火の利用は、人間の食に特に大きな影響を与えました。人間が火を扱えるようになって、飛躍的に食生活は、豊かになりました。煮たり、焼いたりすることで、安全性も高まったでしょうが、そればかりでなく、調理した食品の美味しさを知ることにもなったと思います。それが食文化の発展につながったのではないでしょうか。

本書を通じて食経験さらには食文化というものの奥深さを感じていただきながら、人間の持つ知恵と努力そして勇気を楽しんでいただけたらと思います。

一般財団法人　医療経済研究・社会保険福祉協会
常務理事　**本田清隆**

目次

春

夏

秋

冬

207

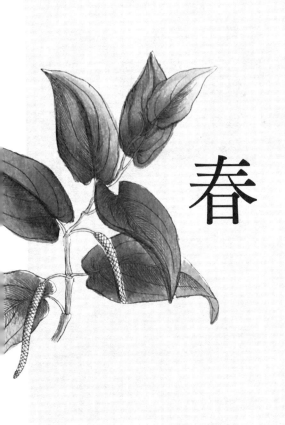

春

百草を嘗めた神農

薬や食品に使われる素材はいつ頃から知られているのでしょうか？　多くの植物が日本のものと類似している中国の古典をみてみましょう。

古代中国の伝承に登場する三皇五帝《さんこうごてい》の一人「神農《しんのう》」は、民衆に医療と農耕の術を教えたといわれています。神農は赤い鞭で百草（植物、動物、鉱物で、食べられるか、薬効があるか、有毒とされていた素材）を打って鞭の色が変わるか調べ、さらに、百草を嘗《な》めて、有毒なのか、薬効があるのかなどを調べました。この内容が漢代の『神農本草経《しんのうほんぞうきょう》』に個々の素材の特徴として次のように記されています。

「赤い鞭で百草（たくさんの植物）を払い、それを嘗めて薬効や毒性の有無を検証した。もし毒があれば内臓が黒くなるので、そこから毒が影響を与える部位を見極めた。これらから、365種類を選び、⑴上品《じょうほん》として、健康に良くかつ不老長寿に有用なもの、⑵中品《ちゅうほん》として、薬効があるが毒性が強くないもの、⑶下品《げほん》として毒性が

あるが、薬効があるもの、とした」（ルビ筆者）

その後、原典は失われてしまいましたが、5世紀に医薬学者である陶弘景《とうこうけい》が増補して『神農本草経集註《しっちゅう》』を後世に伝えました。

日本には、遣唐使《けんとうし》や遣隋使《けんずいし》によって、植物がもたらされ、これらのものが身の回りに植えられ、食材や薬剤となったようです。この代表がキク（菊）です。現在のような大輪の花ではなく、小さい白い菊であったようで、この白花の小菊は「菊花《きくか》」と称され目の薬として使われていました。

山菜として使われているウド、オケラ、ツリガネニンジンも、『神農本草経』には独活《どっかつ》、朮《じゅつ》、沙参《しゃじん》という生薬としてそれぞれ記載されています。ただし、山菜は地上部であるのに薬用では地下部が使われています。地下部を食用と薬用にしているアマドコロ（女萎《じょい》）は延命と不老をもたらすものとされています。ほかにも日本の野生植物としては、ショウブ（菖蒲《しょうぶ》）、ジャノヒゲ（麦門冬《ばくもんどう》）、オオバコ（車前子《しゃぜんし》）、リンドウ（竜胆《りゅうたん》）、オウレン（黄連《おうれん》）、ガマ（蒲黄《ほおう》）、カワラヨモギ（茵蔯蒿《いんちんこう》）、タムシバ（辛夷《しんい》）などがあります。

根を薬用にする代表的なものがニンジン（人参《にんじん》）で、延命効果があるとされています。ボタンボウフウ（防葵《ぼうき》）は沖縄では「長命草《ちょうめいそう》」と呼ばれて健康茶に使われていますし、穀類としても使われているハトムギ（薏苡仁《よくいにん》）には強壮作用が記載されています。

動物では、ジャコウジカの分泌物から得られるジャコウ（麝香《じゃこう》）やクマの脂肪から精製されるユウシ（熊脂《ゆうし》）、カキの殻を用いたボレイ（牡蠣《ぼれい》）、スッポンの甲羅であるドベッコウ（土別甲《どべっこう》）などが安全な健康増進素材とされています。鉱物では、不老長寿の妙薬として丹砂《たんしゃ》（朱砂《しゅしゃ》、硫化第二水銀）が挙げられていますが、水銀化合物のため現在では有毒とされているものも含まれていました。

薬効が明らかな中品では、日本で野生しているクズ（葛根《かっこん》）、トウキ（当帰《とうき》）、ユリ（百合《びゃくごう》）、ミシマサイコ（柴胡《さいこ》）などが漢方薬の主要な生薬として使われています。クズの根は風邪薬の葛根湯の原料で、花も薬として利用されています。また、奈良県や石川県では、クズデンプンがお菓子の原料や薬としても流通しています。トウキは国内各地に野生地があり、江戸時代には、南部トウキ、伊吹トウキ、米山トウキ、大和トウキなどが知られていました。トウキはセンキュウ（川芎《せんきゅう》）とともに婦人病の治療に欠かせない生薬であり、葉は食用にされています。食品としても知られているユリの根は滋養強壮薬として利用されてきています。

毒性のある下品の代表といえばトリカブト（附子《ぶし》）です。現在は毒成分と薬効成分が判明していて、安全に使う方法が確立していますが、2千年前の人々はどのようにして毒を弱毒化する方法をみつけ出したのでしょうか。もしかすると偶然、乾燥させるために囲炉裏《いろり》の上に置き、燻製状態になったものを使ってみたら薬効が強調され、毒性がなくなっていたことを発見したのではないでしょうか。附子の解毒法は『雷公炮炙補遺《らいこうほうしゃほい》』（1591年）に燻製にするところの図解が出ています。

また、毒植物に区分されたもう一つの代表例がキキョウ（桔梗《ききょう》）です。キキョウは朝鮮半島ではトラジとして食用にされているものですが、下品に分類されています。これはキキョウの根をたたいて川に流すと魚が死ぬことから毒とされたのではないかと思われます。魚類のエラ呼吸を阻害するサポニン類は有毒です。現在ではキキョウは咳止めに使われています。

身近な植物が安心して食べられるようになったのは、2千年前の神農の英知によるものなのです。

佐竹元吉

神農

神農は神話の世界の人物で、三皇《さんこう》の一人とされている。「三皇」に関しては、秦時代の伏生《ふくしょう》が書いた『尚書大傳《しょうしょだいでん》』に、燧人《すいじん》、伏羲《ふっき》、神農を指すと記されている。

前漢の武帝は過去の歴史をできるだけ正確に記録するために、司馬遷《しばせん》に歴史書の執筆を依頼し、『史記《しき》』（紀元前 91 年頃）をつくった。その内容の一部に、黄帝から漢の武帝までの歴代王朝の君主を記しているが、その『史記』にも神農が書かれている。

さらに、『淮南子《えなんじ》』（紀元前 179 年）脩務訓には、「神農は百種類もの草の効用や味、川や泉の水を味見して、避けるべきものと役に立つものとを人々に分かるようにしたが、一日のうちに七十もの毒に当たった」とある。

4 世紀に書かれた、晋の干宝《かんぽう》による『捜神記《そうじんき》』（巻一）の冒頭に「神農は、草に薬用や毒性を食べて調べ、さまざまな穀物の種子をまいた」と紹介されている。

また、唐の時代に書かれた司馬貞《しばてい》の『補史記三皇本紀』には「神農が、赭い鞭で以って草木を薙倒し百草を嘗めて、薬草や毒草を発見した」と記してある。

【参考文献】
袁珂『中国の神話伝説（上)』鈴木博訳、青土社、1993 年。

年表　神農の記載史書と神農本草経の誕生と発展

BC5000 年	黄河流域で農耕文化始まる	三皇の君臨（中国の神話）
BC2500 年	黄河一揚子江文明（竜山文化）始まる	五帝の君臨（中国の神話） BC2698 年、黄帝即位
BC221 年	秦の中国統一	伏生の『尚書大傳』
前漢 BC141 年	武帝が即位	BC179〜122 年　劉安の『淮南子』老荘思想を中心に儒家、法家思想などを取り入れる
前漢 BC104 年		『漢書藝文志』に出てくる黄帝内経初期の記述が始まる
前漢 BC91 年		司馬遷の『史記』 《扁鵲倉公列伝》の記載では 500 年前頃の記載がある
後漢　25 年	劉秀（光武帝）が即位	
後漢　78 年		『白虎通義』（白虎観会議）儒教経典
後漢 201 年？		「神農本草経」の原形 張仲景・華陀らの編集か
東晋　318 年	建康が建国	干宝『捜神記』　神仙、道術、妖怪などから動植物の怪異、吉兆、凶兆の話を記す
梁　502 年		陶弘景『神農本草経集注』
唐		司馬貞『補史記 三皇本紀』
唐　659 年		蘇敬ら『新修本草』
宋　1082 年		晟艾『経史証類大観本草』
明　1596 年		李時珍『本草綱目』　約 1900 種の薬用植物、動物、鉱物について解説

食への飽くなき探求

食品は食経験を重ねて安全なものとして定着していきます。このプロセスが読み取れる例として薬草について触れてみます。

中国最古の薬物学（本草学《ほんぞうがく》）書である『神農本草経《しんのうほんぞうきょう》』は、2千年前に薬の神様「神農《しんのう》」が1日1種の植物や鉱物、動物をチェックして、無毒で毎日服用可能なもの120種、薬としてのみ用いるもの120種、有毒ではあるが適切な処理をして薬とするもの125種の計365種類の薬を選び、それぞれを上薬《じょうやく》、中薬《ちゅうやく》、下薬《げやく》（上品、中品、下品ともいう）と名付け、その薬効について書かれた本です。これらは、神農本草経が成立する前のさらに2千年くらいをかけて臨床が繰り返され選ばれたものと考えられます。

このような臨床経験に基づく選抜とランク付けは、食品においても同様であったと類推できます。食経験が繰り返されるなかで最も安全性の高い食品、若干安全性は落ちるが工夫によって食べられる食品、毒性が強いので食用にはならないものに区分されていったのでしょう。

次に具体的な食品の例として、食経験を含めた歴史的背景が詳しく研究されているジャガイモを取り上げてみましょう。ジャガイモはペルー南部とボリビア西部に跨《またが》るチチカカ湖周辺が原産地と考えられ、現地で紀元前5千年頃にはすでに食材とされ、紀元500年頃には先住民族による栽培がスタートしました。

以後南米からメキシコに広がり、12～16世紀に栄えたインカ帝国はジャガイモをエネルギー源として勢力を拡大したともいわれています。

16世紀前半になるとスペインの兵士たちがヨーロッパへ導入しましたが、途中船内で芽が出て毒性が高まったことなどが相まって、有毒説が先行して普及が進みませんでした。この史実は、ジャガイモの食経験が南米からヨーロッパへ正確に伝わらなかったことに起因します。このため、ヨーロッパで栽培が徐々に拡大していく18世紀中期までの約200年間、食用としてのジャガイモは足踏み状態が続きました。ちなみに、フランスの上流社会では、ジャガイモを育ててその花を観賞していたそうです。

日本でも同様なことが知られています。先にジャガイモの有毒説が囁《ささや》かれたと述べましたが、ジャガイモは毒性のあるソラニンなどのステロイダルアルカロイドを含んでいます。特に、日にあたるとご存じの通り、芋や茎の部分が緑化してアルカロイドの生合成が進みその量を増やしてゆくため、中毒症状を起こしやすくなります。よって、安全に食べるためには工夫が必要です。

以上のようにジャガイモ一つをみても、食経験が正確に伝えられ食経験を知ることが食の安全性を高めていくためにいかに重要であるかがご理解いただけると思います。

長い食経験を持つ安全性の高い食品は、裏返してみると人体にとって危険な成分が含まれないことを意味しています。

植物学の分野で「ケモタキソノミー」〔chemotaxonomy ; chemo（化学）とtaxonomy（分類学）の造語〕という言葉があります。これは、分類学的に近い種は似たような成分を含むことを物語っています。例えば、前述のジャガイモはナス科に属し、近縁のナス、トマト、ピーマン、トウガラシなども若干のアルカロイドを含有しますが、おそらく育種の過程によりその含有量が激減したと推察されます。

また、最も毒性が強い植物群としてキンポウゲ科がありますが、キンポウゲ科の植物はいろいろなタイプのアルカロイドを含んでいて食用には最も不適なグループで食経験もみられません。

しかし、飽くなき食に対する欲求から安全性の確かめられたものもあります。例えば、春の山菜として珍重されるイチリンソウやニリンソウがそれです。これらについては、適切な処理をして減毒して食べるという経験が引き継がれています。なお、イチリンソウやニリンソウは猛毒で知られるトリカブトの若芽とよく似ていますので、毎年トリカブトを間違って食べて中毒を起こすケースが報道されています。

現在でもこのような間違いが起こっているのですから、イチリンソウやニリンソウが美味しい山菜であるとの食経験が定着するまでには、数え切れない程の中毒事件が起こったことは容易に想像できます。

正山征洋

原日本人たちの食べ物

春を告げる食べ物といえばフキノトウ、ワラビ、タラノメなどいわゆる山野草。けれども実際にスーパーの売り場に並んでいる山野草というのはほとんど栽培品種だといいます。栽培された山野草という云い方はいささか矛盾ではありますが、本当に野山から摘んできた山野草は地方の朝市あたりに行かなければ手に入らないらしい。

この山野草というのは、日本人の食文化の歴史という観点からはちょっと見逃せない存在です。というのは、我々の住む日本列島は、億万年も前に遡らない限り大陸に陸続きでつながってはいません。したがって、この列島で入手できた食べ物とは、この島にもともと生息していた鳥獣類、もともと野生していた食用植物類だけ、それに周りを囲んでいる海からの漁獲物だったと考えられます。

そういう「もともと」とは一体いつ頃のことか？　そのような食べ物を食べていた原日本人《げんにほんじん》とはどのような人々だったのか？　ということが日本人の食文化の歴史を探

る原点になります。

歴史時代になると文字記録が手がかりになりますが、それ以前の先史時代になると考古学的な遺跡発掘によって、骨、種子などの残存食物遺物から推測することになります。しかし、有り難いことに最近この分野の研究は、容器に付着した脂肪酸の分析や遺伝子解析などの技術進歩によって急速に発展していて、何をどのように食べていたかなど食の分野でも多くの知見が得られてきました。

その代表的な例が青森県の三内丸山《さんないまるやま》遺跡でしょう。この遺跡の成立は縄文前期中頃と推定されていますから、紀元前４千年頃の原日本人の食生活が反映されている情報源です。現代ではこの遺跡の位置は内陸になっていますが、その時代には海岸に近かったために魚の骨が多く出土しています。魚種はタイ、スズキ、ブリ、サバ、フグなど、ほとんど現代の魚売り場と変わりません。

それに引き換え、植物性の食べ物は、木本類ならばカヤ、クリ、クルミ、ブナ、サルナシ、タラノキなど。草本類ならばアカザ、ミゾソバ、カラスウリ、ヒシ、ウド、セリなど。もっとも植物の場合、遺物の多くは変質し難い種子類なのでキノコ類やイモ類などの痕跡が残り難いものもあります。こうしてみると植物性の食べ物については、春の山野草というあたりにしか現代の食材との共通点が見いだせないのです。

ただ、クリに関してはＤＮＡ解析の結果、三内丸山のクリは野生ではなく栽培クリであったといいます。この時代の技術水準を示すものです。もう一つドングリの場合、貯蔵穴に大量に保管されている状態で発見されました。このことから、おそらく大量のドングリのアク抜きという下処理を行う加工専門の係がいたに違いない。換言すればごく初期的な分業が推定でき、これは食供給の社会化すなわちプロの発祥かもしれません。

現代の食材との乖離の傾向は鳥獣類も同様で、鳥ならばカモ、ガン、キジ、カモメなどの骨は出土するがニワトリは出てきません。獣類ならばシカ、イノシシ、ウサギ、タヌキなどの骨が、しかし、ブタやウシは見当たりません。

このような原日本人たちの食材が、数千年の時間の経過を経て現代の百花繚乱《ひゃっかりょうらん》のような食品売り場やグルメ文化社会になるためには、いくつもの歴史的な社会変化を振り返る必要があります。それら変化の多くは、主として日本列島の外側からの影響によるもので、時代的に(1)弥生時代に始まる「大陸文化の伝来」、(2)室町後期あたりの「南蛮文化の伝来」、(3)明治維新以降の「欧米文化の伝来」と(4)第二次大戦後の

「米国文化の伝来」の4パターンに大きく分けることができるでしょう。それぞれの変化には歴史的な必然と偶然が織りなしていて、あたかも万華鏡のようにその1ページごとさまざまな波乱が見え隠れします。

ところで、現代の日本人たち、まだ肌寒い季節に春の山野草をみて誰もが「春が来たなあ」とほっこり感じるのは、私たちの心の内側に原日本人たちが持っていた野性本能のような何かが残っているせいではないでしょうか。

和仁皓明

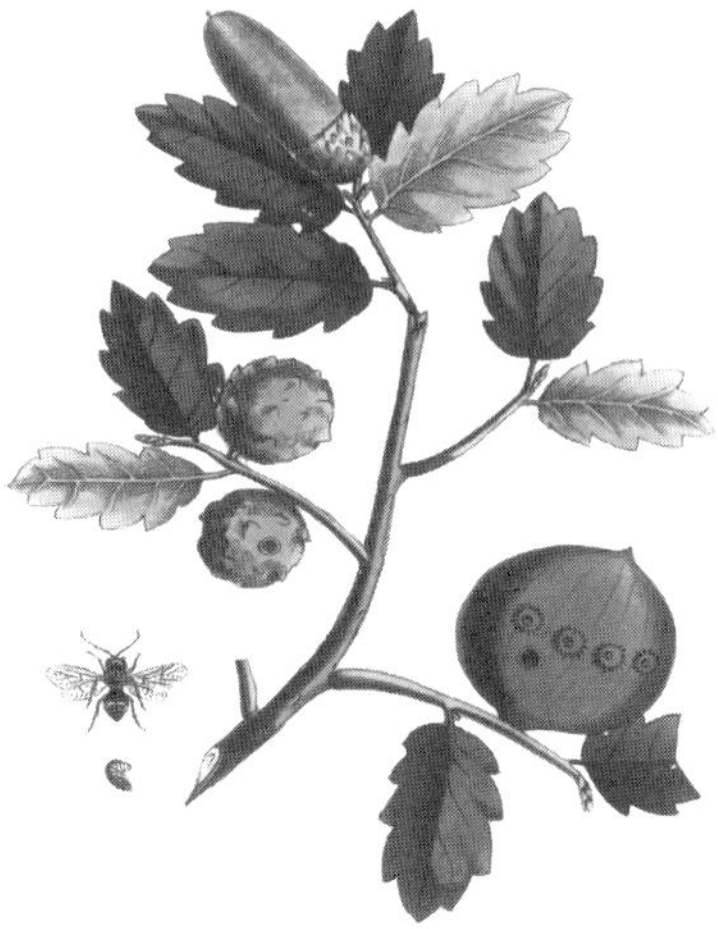

媚薬のアスパラガス

昭和42（1967）年6月下旬、勉強のため北海道名寄《なよろ》市の薬草園に行ったことがありました。広大な園内は、国内外の薬草が生き生きと花を咲かせていました。圃場の中央部にはシャクヤクの白い花、桃色の花、深紅の花が100mの畝《うね》にきれいに並んで咲いていました。隣の一隅には、ヨーロッパアルプスの黄色のゲンチアナが見られ、入口のロックガーデンには、リシリヒナゲシ、エーデルワイス、キバナシャクナゲなど、名寄ならではの植物が見られました。

園内では野菜は自給自足で、隅に野菜畑がありました。トウモロコシはまだ実を付けていませんでしたが、にょきにょきと育っていたのがアスパラガスでした。取りたてのアスパラガスを、ザル一杯ご馳走になりましたが、アスパラガスの葉を見ることなく帰郷しました。

アスパラガスについて調べてみると、和名はオランダキジカクシ、学名はAs-

paragus officinalis、ヨーロッパ原産でした。

アスパラガスは数千年前から、地中海沿岸で薬用植物や野菜として栽培されていました。紀元前４００年頃のエジプトの墓地にアスパラガスの壁画があり、意外にも薬用植物として長い歴史があります。また、古代ギリシャでは神聖な媚薬として宗教上の儀式に使われていました。

古代ギリシャの医師、ディオスコリデスは、アスパラガスの根のエキスを尿路系に関わる疾病、腎臓病、黄疸および坐骨神経痛に用いたとされています。

ヨーロッパでは、アスパラガスは強力な利尿作用を持つと知られており、膀胱炎、腎臓結石の防止、リウマチ性疾患の治療に役立ち、穏やかな下剤、鎮静剤、結核症の治療薬として有用です。また、アスパラガスは強力な抗酸化物質グルタチオンを豊富に含んでおり、免疫力を高め、炎症を軽減し、肝臓を健康に維持します。

ヨーロッパ以外の日本や中国で使われている薬用植物には、近縁の *Asparagus cochinchinensis*（クサスギカズラ）があります。その地下部が生薬の「天門冬《てんもんどう》」として、滋養強壮作用を期待し処方に配合されています。

食用としては、原産地の地中海地方では、薬用と同じ2千年くらい前から利用されていたと思われます。地中海に生育しているアスパラガス（*Asparagus officinalis*）は、その若芽が、森林に野生のもの（*silvestris*）、緑色のもの（*viridis*）、淡白色のもの（*pallidus*）、上部が赤いもの（*ruficeps*）で区別され、それぞれ品種名が命名されています。これらの性質が、グリーンアスパラガス、ホワイトアスパラガス、紫アスパラガスになる遺伝子を持っているので、安定した形質として利用されています。

野生のアスパラガスは鉛筆よりも細い茎でしたが、長い年月の間に育種され、食用に適する肉厚の茎が開発され、現在の太いアスパラガスが生まれました。

缶詰や瓶詰にされたホワイトアスパラガスもよく見かけるかと思いますが、これはグリーンアスパラガスを栽培するときに、土で覆い遮光栽培されたものです。紫アスパラガスはグリーンアスパラガスやホワイトアスパラガスに比べて糖度が1～2°Bx高く、甘味が強いのが特徴です。生で根元から先端まで食べることができます。香りが強く、食感もほかのアスパラガスよりシャキシャキとしています。また、ポリフェノール類のアントシアニン、ビタミンCなどがグリーンアスパラガスの10倍ほど含まれ、この豊富なポリフェノールが「紫」色の理由で、さらに健康によい食物とされています。

日本には、江戸時代にオランダ船から鑑賞用としてもたらされ、栽培されましたが、食用として導入されたのは明治時代です。そして、本格的な栽培が始まったのは大正時代、欧米への輸出用缶詰に使うホワイトアスパラガスが始まりでした。大正11（1922）年、北海道岩内町《いわないちょう》出身の農学博士・下田喜久三が寒冷な気候で育ち、食べることもできる新品種を開発し、その後国内でも開発され消費されるようになりました。昭和40年代以降にはグリーンアスパラガスが主流となり、現在、国内の品種には北海道の「コロポックル」、香川県の「さぬきのめざめ」、「ズイユウ」、「スーパーウェルカム」などが育成されています。

佐竹元吉

メとキとコの一文字

東北地方の方言で一番有名なのが、津軽弁の「どさ?」「ゆさ」でしょうか。「どこへ行くの?」と問われ「銭湯に行くんです」と答えています。津軽地方特有のスーパー短縮表現です。

どうやら古代の日本人の日本語も似たようなところがあって、たった一文字で物の表現にしてしまうようです。その一つ目が「メ」です。

「メ」とは食べられる海藻のことでした。ワカメ、ヒロメ、アラメ、カジメなどいろいろ。平安時代の漢和辞典『倭名類聚抄《わみょうるいじゅしょう》』〔承平5(935)年頃成立〕に「昆布の和名はヒロメ」と書かれています。幅が広いからでしょう。

その当時、海藻の若芽をひっくるめて「ワカメ」と呼んでいたようで、『倭名類聚抄』にはワカメの項がありません。そしてそのワカメのさらに幼くて柔らかいものを「ニギメ(和布)」と呼んでいたようです。

『万葉集』に「角島《つの》の　迫門《せと》の稚海藻《わかめ》は　人のむた　荒かりしかど　わがむたは和海藻《にぎめ》」（万葉集、巻16、3871）という歌があり、「角島の瀬戸のワカメは　他の人に対しては愛想のないワカメだけれど　私に対しては柔らかいニギメですよ」と読みます。このワカメとは長門国《ながとのくに》角島に住む若い娘さんのことと考えてよさそうです。

もう一つの一文字は「キ」です。

熊本の郷土料理に「一文字のぐるぐる」という名の料理があります。ワケギを軽く茹で、緑の葉先を糸巻きのように根元にぐるぐる巻いて盛り付け、酢味噌をかけていただく春らしい素朴な料理です。この一文字とはワケギの「キ」なんです。

先ほどの『倭名類聚抄』には「葱、和名は紀（キ）」と記されています。だから平安時代には「キを食べましょう」と云っていたのでしょう。そうしてみますと、この一属は、ネギ、ワケギ、アサツキ、タマネギ、ニラネギ（ポロネギ）など皆キ音ですね。

埼玉県の名物「深谷ネギ」、根深とも呼ばれますがあの白いところは根じゃなく鱗茎《りんけい》です。鱗茎の下部が膨らんだのがタマネギで、ワケギは根から茎が分かれているから「分けギ」です。

アサツキの「アサ」は朝ではなく浅のアサで、アサツの「ツ」は古語の「ツ」。百人一首に「天津風《あまつかぜ》　雲の通い路　吹きとぢよ　乙女の姿　しばし止めむ」（僧正遍昭《そうじょうへんじょう》）というのがありました。この「津（ツ）」は、現代語の「の」に相当します。乙女という言葉が入っているので男の子はすぐ覚えて、真っ先に取れた子は嬉しがりましたね。天津乙女という芸名の宝塚の女優さんもいましたよ。アサツキは春浅い時期に育つ「キ」でした。

最後に登場するのが「コ」の一文字。

食経験の歴史を遡るとき一番困るのが、骨を残さない動物と種を残さない植物の食起源です。「コ」一文字の動物とは海鼠（ナマコ）のことなんですが、これは骨のない棘皮動物ですから化石・遺物として残りません。だから縄文時代から食べていたんだろうと想像はできますが証拠がありません。

ようやく文字記録を残せる時代になって、『出雲国風土記《いずものくにふどき》』〔天平5（733）年頃成立〕の島根郡大井浜の項に、「海鼠《コ》・海松《ミル》あり……」と記述されているのがナマコに関する最古の記録のようです。その後、天平宝字3（751）年という日付の「平城宮跡出土木簡」に、「能登国《のとのくに》能登郡から□鼠六斤」とあって、[文献1]これはおそらく乾燥ナマコでしょう。能登から奈良の朝廷に貢納された食材だったことがわかります。

このナマコを茹でて干したものは、『倭名類聚抄』にも「海鼠の加熱したものイリコ（伊里古）という」と記されています。イリコはフカヒレと並んで中華料理の高級食材です。ナマコの腸の塩辛を「コノワタ（海鼠腸）」、ナマコの卵は「コノコ（海鼠子）」です。コノワタは日本三大珍味の一つ、コノコはさらに希少価値の高価な大珍味です。

こうしてみますと、コがつく親戚があんまり多いので、どのコがだれのコか判らなくなってしまうので、生のコはナマコと命名したのではないでしょうか。

和仁皓明

文献

［1］関根真隆『奈良朝食生活の研究』吉川弘文館、１９８９年。

アク抜きは日本人の知恵

日本でも親しまれている山菜の一つ、ワラビ（蕨）は、地下茎に多量に含まれるデンプンが救荒食《きゅうこうしょく》として利用されていたこともあり、最も多くの民族によって食用とされています。

大西洋のカナリヤ諸島では、デンプンがパンの原料とされ、北米北西部の先住民は、根茎の芯のデンプンを食べます。また、ニュージーランドのマオリ族は、ワラビの根茎を食料にしていましたが、１７６９年にクック船長のニュージーランドへの航海に同行した植物学者のバンクスの記録には、マオリ族のワラビ根茎の料理を食べた感想として、「少し甘味があり、ねばねばして、決して美味しいものではないが、まあまあ食べられた」とあります。マオリの人々のワラビ調理法は、まず干して、それをよく茹でてからもう一度干し、これを残り火の中で焼いて、根茎の中心部を貝殻などでこそぎとり、平たい石の上で骨や木製の棍棒でたたき潰して、これを皿に盛るそうです。

日本では、蕨デンプンを直接食べるほか、水にさらしてデンプンを取り、餅などに加工し食していました。蕨デンプンは葛デンプンよりも弾力があり、また、加熱すると非常に黒に近い色になるのが特徴です。

わらび餅の起源は奈良時代まで遡り、室町時代には点心としてわらび粉だけで作った餅が用いられました。江戸時代には原料不足から葛粉が混ぜられていたようです。原料不足の原因は、ワラビの根茎が不足したのではなくて、デンプンの抽出方法に手間がかかったことでした。

蕨デンプンの抽出法は、ワラビの地下茎を掘り起こして、短く切り、水を加えて、すり潰し、篩《ふるい》でかすを取り除きます。取り出した液体がデンプン乳であり、このデンプン乳にさらに水を加えて、かき混ぜて、8～12時間置いてデンプンを沈殿させる。再度ごみを除くため、多量の水でかき混ぜて、30～50時間かけて沈殿させる。沈殿物の上部と下部を取り除き、中央部のよい部分が目的のデンプンです。この方法で取れるデンプンはわずかで、貴重なものです。

一方、ワラビの若芽を食べるのは日本だけではありません。アジアでは日本と同じようにアク抜きをして食べる地域が多いようです。また、北米西北部のコウリッツ族の人々は早蕨や根茎の軟らかな先端を食べますが、生のままでかじるといいます。ねばねばしてアーモンドの香りがするそうです。ヨーロッパでは食べる習慣はありません。

１９４０年代にイギリスで、牛の慢性血尿症がワラビの多い牧場で発生することが報告されました。１９６０年代には牛にワラビを与えると急性ワラビ中毒症として白血球や血小板の減少や出血などの骨髄障害、再生不良性貧血、あるいは血尿症が発生し、その牛の膀胱に腫瘍が発見され、その原因物質が発見されないまま、チアミン欠乏症だとかいろいろな説が出ていました。

当時、イギリスから帰国した名取信策先生が、ワラビの発がん物質の研究を国立衛生試験所（現、国立医薬品食品衛生研究所）で始めました。ワラビの採集に伊豆半島まで出かけましたが、あまり多く採集できず、北海道の栽培試験場に採集を依頼し、乾燥したワラビの若芽の成分研究が始まりました。昭和53（１９７８）年には担当者の黒柳正典氏がワラビの成分のプテロシン類を発見しましたが、どれも発がん物質ではありませんでした。

一方、発がん動物実験をしていた名古屋大学のグループがワラビを生のまま動物に食べさせた結果、昭和58（1983）年にプテロシンの誘導体のプタキロサイドを発見することができました。発がんのメカニズムは、このプタキロサイドが核酸塩基に結合して、DNA鎖を切断することによるものでした。しかし、この発がん物資は、アク抜きという方法で簡単に無毒の化合物に代えられました。

ワラビは「アク抜き」をすれば、安全に、美味しく食べられるわけです。

佐竹元吉

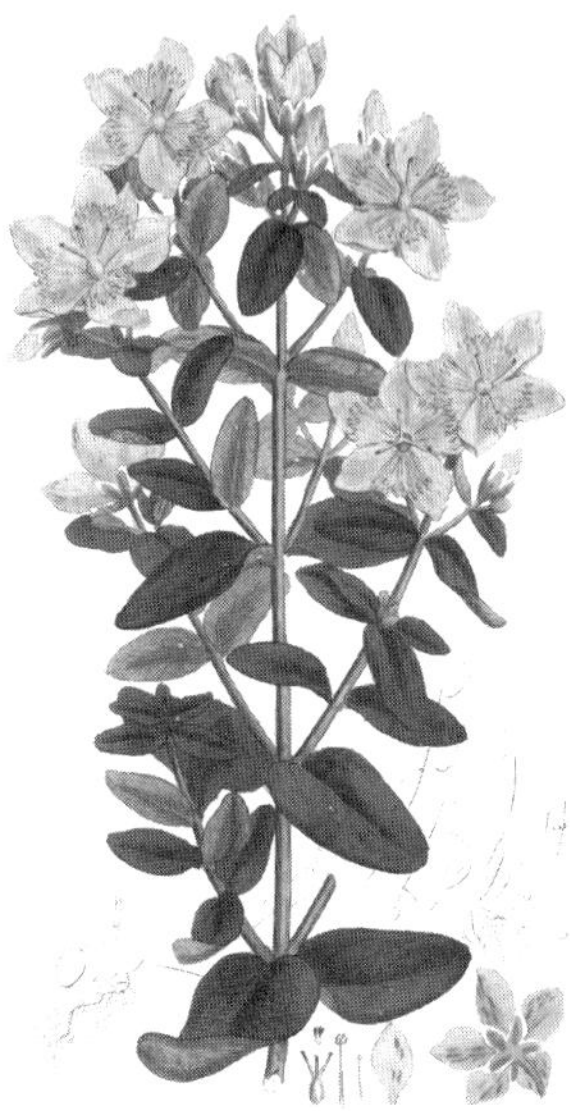

クレソンの奨め

クレソン（cresson de fontaine：フランス語）は、「ハワイゼリ」「オランダゼリ」「ミズガラシ」とも呼ばれるので、ややもするとセリの仲間と思われがちですが、和名は「オランダガラシ」、カラシナの仲間、つまり大根や白菜などと同じ仲間であることがわかります。これは初夏に白い小さな十字花が咲くことからも一目瞭然です。さらに葉をかじりますとワサビの辛さが伝わりますので、アブラナ科の多年草であることが確認できます。

クレソンの原産地は中部ヨーロッパですが、現在では全世界に広まり、熱帯から温帯にかけての冷涼地に野生化しています。日本の自生種の中では、イヌガラシ、コイヌガラシなどが同じ *Nasturtium* 属です。

クレソンは明治維新の頃、東京の外国人居留地や上野精養軒レストランに持ち込まれ、料理された残りの部分が付近の水辺で生育し、次第に全国の河川へ広まったといわれています。

その一方で、オランダガラシの和名があることから江戸時代に渡来したとの見方もあります。大分県の山間部では「ヤソゼリ」と呼ばれています。ヤソは耶蘇《やそ》※1に由来するものでキリシタンが多い地ですので、江戸時代以前に宣教師により持ち込まれ、徐々に増殖したとの臆測もあります。

古代ギリシャ人は、クレソンを脳の障害の治療薬と考えており、狂気の者にはクレソンを食すよう勧めたと伝えられています。また、紀元前5世紀のクセノフォン（ギリシャの将校）は体を強くするために子どもに食べさせるよう勧めたといわれています。

ヨーロッパでは、クレソンが「健康草（サン・デユ・コール）」と称され、19世紀には壊血病《かいけつびょう》の治療薬として「英国薬局方」に収載されたほどです。これはクレソンのビタミンC含量が高い（茎葉100gあたり60㎎）ためだと考えられます。また、浄血作用、利尿作用、興奮作用、食欲増進作用、解熱作用があり、慢性気管支炎などに伝統薬として広く用いられています。

中国出身のアルバート・リュン博士によると、19世紀にたくさんの中国人が一旗揚げるためにアメリカ、サンフランシスコへ移住し、鉄道建設に従事しましたが、多くの人が結核にかかったそうです。そこでクレソンが結核に効くとの情報を聞き、競ってクレソンを食べ回復に向かった、あるいは完治した人も少なくなかったそうです。その後、故郷に錦を飾った人たちによりクレソンの種子が持ち帰られ、今に至っているとのことです。

ものすごい数の薬草が記載されている『中薬大辞典』を調べましたが、クレソンは載っていません。おそらく前述のように中国へ導入されてから時間の経過が浅いため記載するほどのデータ集積がなかったものと考えられます。

これほどまでに豊富な食経験が知られていることから、安全性の高い香味野菜であると同時に多くの薬効が知られているクレソンを利用しない手はないでしょう。

栽培は極めて容易で、挿し穂をとりコップに水を入れ水挿すれば1週間後には発根しますので、移植するなり水挿しのまま育てても結構です。

大分県の由布岳に近いホテルを定宿としている筆者は、ホテル前を流れる小川のクレソンの群落から一つまみ持ち帰り、香りと味を楽しむのが常です。栽培品を買って食べるのも結構ですが、清流のある地にはどこにでも大きな群落がみられますので、是非自生のクレソンを楽しんでいただきたいと念じています。

正山征洋

※1　耶蘇（29頁）
キリスト教、およびキリスト教徒を示す。

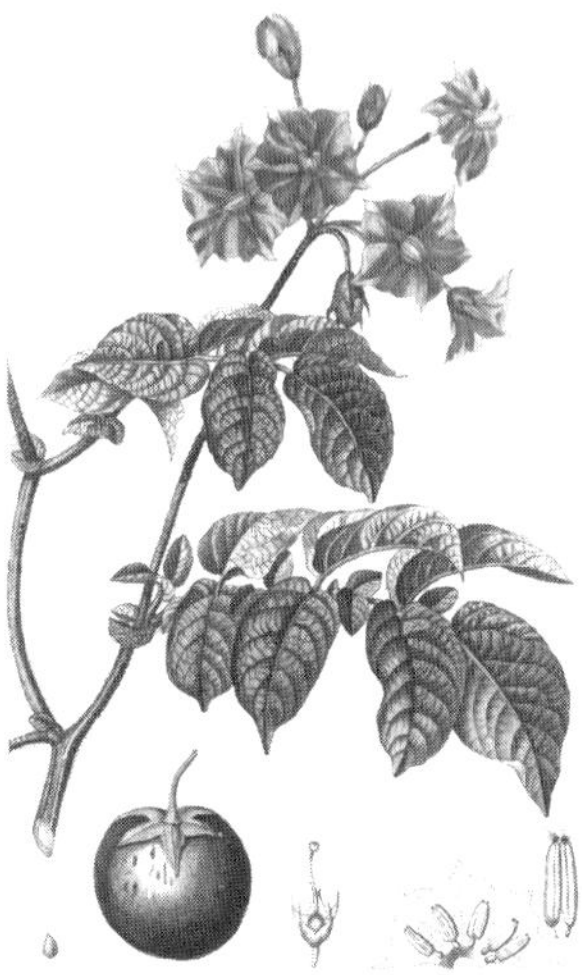

山椒の類は漢の時代から始まる

江戸時代の本草学者小野蘭山《おのらんざん》は『本草綱目啓蒙《ほんぞうこうもくけいもう》』で「サンショウは中国の本では蜀椒《しょくしょう》」と述べています。中国の漢代の本草書である『神農本草経《しんのうほんぞうきょう》』には、３６５種類にもおよぶ医食の素材が三つの分類ごとに挙げられています。

上品《じょうほん》は健康のための滋養強壮作用があり、安全な素材。中品《ちゅうほん》は治療効果のあるもので、毒性はない。下品《げほん》は毒が強く長期服用が不可能な治病薬。

蜀椒は下品に記載されています。下品には、附子《ぶし》や半夏《へんげ》など毒性の強いものもあり、サンショウが何故下品なのか興味があります。なお、中品には秦椒《しんしょう》も記載されています。蜀椒とは現在、中国で広く使われている花椒《かしょう》（カホクザンショウ、学名：*Zanthoxylum bungeanum*）のことです。日本の山椒（サンショウ、学名：*Zanthoxylum piperitum*）と同属のもので、「日本薬局方」にも収載されています。

日本での山椒の記載は、平安時代、深江輔仁《ふかえのすけひと》の『本草和名《ほんぞうわみょう》』〔延喜18（９１８）年〕

にあり、蜀椒について「和名は布佐波之加美（フサハシカミ）」であると記されています。江戸時代、先に述べた小野蘭山の『本草綱目啓蒙』〔文化3（1806）年〕に、秦椒は「サンシヤウ」、蜀椒は「ナルハジカミ和名鈔　フサハジカミ同上　アサクラザンシヤウ」、崖椒《がいしょう》は「イヌザンシヤウ」と書いています。

また、内藤尚賢《ないとうなおかた》の『古方薬品考《こほうやくひんこう》』〔天保13（1842）年〕では、蜀椒とはアサクラサンショウ（川椒《せんしょう》）と記してあります。熟した実を採り、果皮を樹皮とともに腹痛のときに用いるようです。種子は椒目《しょうもく》として整腸剤に用います。品質の選品については、蜀椒は中国の蜀川《しょくせん》（四川《しせん》）産のもの、川椒は朝倉山のものとされています。ちなみに、日本のアサクラサンショウは中国の秦椒の実と似ており、葉の裏面は白色で、辛く、香気があります。

縄文時代の遺跡から出土した土器よりサンショウの果実が発見された例もあります。

部位ごとに用途をみてみましょう。

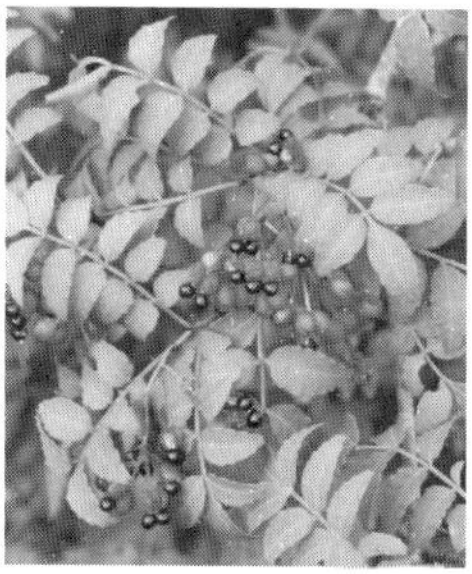

サンショウ

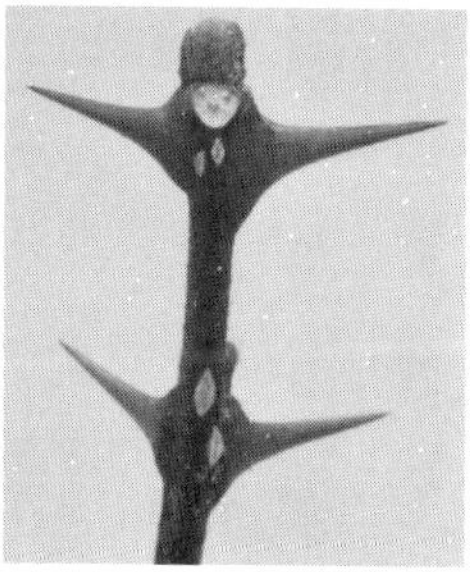

サンショウの托葉針《たくようしん》

若芽・若葉（木の芽）：木の芽は緑が鮮やかで香りがよいため、焼き物、煮物などの料理の彩りとして添えられ、また吸い口として用いられます。使う直前に手のひらに載せ、軽く数度たたいて葉の細胞を潰すと香りが増します。特に、タケノコ（筍）との相性がよいものです。また、木の芽を味噌と和えた「木の芽味噌」は、木の芽田楽、木の芽和えや木の芽煮の材料となります。

花：雄花を塩漬けにした花《はな》山椒は、料理の彩り、佃煮、当座煮などに用いられます。

果実：若い果実、または完熟したものを利用します。未熟な果実（青《あお》山椒、実《み》山椒）は茹でて佃煮にするほか、ちりめんじゃこと混ぜて煮上げ「ちりめん山椒」とします。完熟した果実の皮は乾燥粉末（粉《こな》山椒）にし、香味料として鰻の蒲焼の臭み消し、また、七味唐辛子の材料として用いられます。菓子への利用では、五平餅に塗る甘辛のたれや、「山椒あられ」などのスナック菓子のほか、甘い餅菓子の「山椒餅（切《きり》山椒）」があります。

中国の花椒は四川料理の麻婆豆腐などに使われます。乾燥粉末を料理の仕上げに加えますと、四川料理の特徴といわれる舌の痺

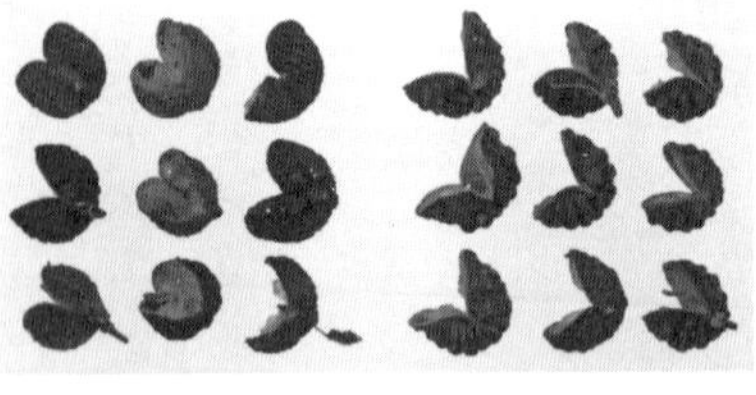

市場生薬
（左）山椒、（右）花椒

れるような独特の風味が得られます。

次に成分と効果・効能についてみてみましょう。

山椒には、辛味成分のα-サンショオール（図1）、およびβ-サンショオールや精油成分のシトロネラール、ジテルペン、フェランドレン、ゲラニオールなどが含まれています。サンショオールには、内臓器官の働きを活発にし、消化不良を改善するなどの効能が知られています。また、新陳代謝を活発にし、発汗作用があります。サンショオールは青山椒に最も多く含まれている成分です。サンショオールには麻酔と似た作用があるため、青山椒をそのまま食べると、舌が痺れるので注意が必要です。中国の花椒の辛味成分はヒドロキシ-α-サンショオールです（図2）。

山椒を入浴剤として用いると神経痛、リウマチ、痛風、肩こり、冷え性などの症状を和らげるといわれています。また、山椒を煎じただし汁でうがいをすれば、歯痛にも効果があるとされています。

佐竹元吉

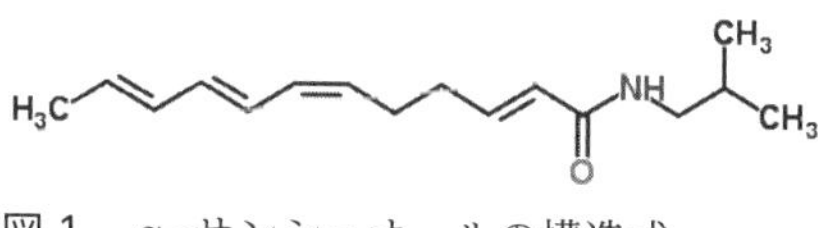

図1　α-サンショオールの構造式

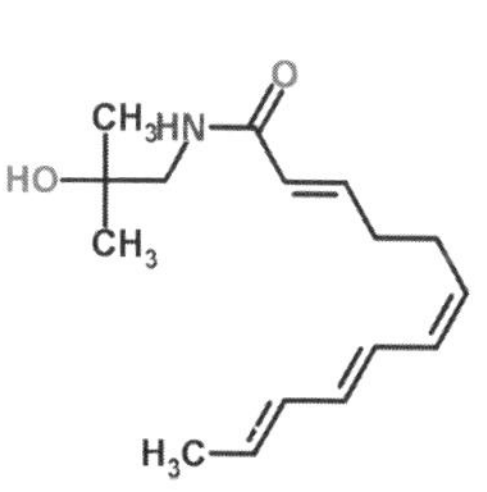

図2　ヒドロキシ-α-サンショオールの構造式

附子の修治

若干の毒性がある食品、例えば、芽が伸びたジャガイモは毒性のあるソラニンなどのステロイダルアルカロイドを含んでいるため、中毒症状を起こしやすいことや、毒性の強い植物が多いキンポウゲ科植物のイチリンソウ、ニリンソウが山菜として珍重されることなどは「食への飽くなき探求」（8頁）で簡単に触れました。野草や園芸種を間違って食べて起こる食中毒事件は、植物が原因の風土病《ふうどびょう》などに比べると大掛かりな事件に発展することはありませんが、毎年数件は新聞で報じられます。これを受けて厚生労働省でも有毒植物による食中毒についての喚起がなされています。本稿では有毒植物の毒を制することにより食品として利用するための種々の知恵について触れてみようと思います。

2千年前に成立した『神農本草経《しんのうほんぞうきょう》』には毒性は全くなく常時使用しても安全な薬草（上薬《じょうやく》）が120種、単独での使用は避け他の薬草と混ぜて使う中薬《ちゅうやく》120種、毒性があるので他の薬草と一緒に使う下薬《げやく》125種がリストアップされています。これらの中で下薬に属する薬草はいろいろな手だて（修治《しゅうじ》という）をして毒性を下げて用いることになります。

これらの中には植物界で最も強い毒性を持つ附子《ぶし》も入っています。附子の場合は薬用となる根茎部分を炮《ほう》じて（加熱して）「炮附子《ほうぶし》」とし、また、塩漬け処理した「塩附子《えんぶし》」として猛毒性のアコニチン（アルカロイド）などを化学構造的に変化させ、依然毒性を持つ成分を含むものの、冷えや痛みを和らげる薬へと変身させます。

厚生労働省の有毒植物による食中毒に関するデータによりますと、トリカブトと前述のニリンソウ、また、園芸品種のイヌサフランやグロリオサはそれぞれギョウジャニンニクやヤマノイモとの誤食によるコルヒチン（痛風治療薬）中毒による死亡事故が起こっています。

死亡事故には至らないにしても、最近報じられたスイセンとニラの間違いにより体調不良に陥った例、春の山菜と間違って食べたハシリドコロによる幻覚や瞳孔散大、クワズイモとサトイモの間違いによる食道や胃の炎症障害など多くの食中毒が起こっています。

以上のような例は有毒植物をよく知って、食べないようにすることが最善だと思われますが、他方では附子の修治に似た処置を食経験により行って食しているものも少なくありません。

昔から「あく」を取るために湯がくことは多いと思います。例えばホウレンソウのシュウ酸を除くため十分に湯がくことが行われています。

また、キク科、ムラサキ科、マメ科植物に含まれるピロリチジンアルカロイドは、オーストラリアで肝炎の風土病を引き起こす原因物質であることが明らかになりましたが、キク科に属するフキの花の蕾「ふきのとう」にも微量のピロリチジンアルカロイドが含まれています。しかし、これらも湯がくことでピロリチジンアルカロイドを除去し、春の味覚として美味しく食べられています。

ほかにも、ワラビには腎臓がんを引き起こす成分が含まれますが、この成分は灰汁や重曹溶液につけておくと分解するため、安全に食べることができます。

食経験と処理方法はペアとして伝えられていることが多く、これらは前述の薬草に対する修治と同様、重要な処理方法ですので、正しく伝えなくてはならない知恵だと思います。

さらに身近な化学を思い出しましょう。微量のアルカロイドを含んでいる場合、アルカロイドは塩基性ですので酸、例えば食酢を加えることで除去しやすくなります。反対に、酸性物質は重曹などで溶出除去することが可能です。

明治維新前までは日本の漢方に関する知識は高いレベルにあったといわれています。それに伴い、薬草や野草に対する知識・知恵も豊富であったことが容易に伺い知れます。しかし、明治維新以降は医療政策が変わり漢方の知識が急激に低下し、植物に関する知識も希薄になったものと思われます。現在ではいろいろな情報が錯そうしていますが、食経験に基づく知識を中心に、植物をよく知り、含有成分の性質を調べて適切な処理を行った後に野草を食べることをお薦めします。

正山征洋

何故カビが生えたものを？

「カビが生えた」という表現、食べ物にしろ、人の噂にせよ、あまりいい意味には使われませんね。

近頃、発酵という言葉が流行《はや》っていて、発酵食品の機能性を追求した食品が時流に乗っているように感じます。でも、乳酸菌や酵母と同じ微生物でもカビとなりますと、かなり使い方が限定されてくるようです。

カビは糖化やたんぱく質分解など、人類にとって有用な酵素を持っています。しかしカビの使い方として、カビの効能を利用しながらカビを見せない場合と、カビそのものも一緒に食べてしまう場合の二通りがあるようです。

見せない使い方の典型は、私たち日本人に身近なコウジカビです。酒造りがその代表でしょう。穀類のデンプンをコウジカビで糖化、さらに酵母でアルコール発酵させて酒を造るという一連の過程です。

同じ酒でもブドウ酒のような果実酒は、果実中のブドウ糖を基質にします。またビールは麦芽に含まれる糖化酵素が働きますから、どちらもカビのお世話にならない酒で、起源は紀元前３５００年頃のメソポタミアでした。

カビを使って酒を造るのは、どうやら中国、日本などの東アジアに限られるようです。気温や湿度の風土のせいでしょう。

紀元前５千年くらいから中国黄河流域に農耕文明が発達し、紀元前３５００年頃になりますと、「酒」を表す文字や酒器などの土器が出土します。アワやキビが原料の酒だったようですから、カビを使って糖化したことでしょう。

こうしてみると、洋の東西を問わず紀元前３５００年頃とは、酒飲みたちの誕生元年だったようです。

その中国の酒造りが日本に渡来します。最古の記録は『魏志倭人伝《ぎしわじんでん》』（３世紀末頃）、お葬式の最中に人々は「歌舞飲酒する」という記述が残されています。

ただ、カビには生育適温があって、日本酒のためのコウジカビ（アスペルギルス・オリゼ）は、気温が高いところが嫌いらしく自然界では大分県くらいまでが南限、それより南の九州南部では代わりに黒カビ（アスペルギルス・ニゲル）が生育し、それが焼酎造りのための黒コウジになりました。

酒や焼酎の場合は、コウジカビや黒カビは濾《こ》したり蒸留したりしてしまって、酒を飲むときには姿が見えません。

味噌、醤油もコウジカビのお世話になる食品です。こちらも姿が見えませんが、ことによるとカビも一緒に食べているのかもしれませんね。

カビごと食べるのが当たり前という食べ物は、青カビチーズとか白カビチーズのような、カビで熟成を進めるチーズです。

カビで熟成するチーズの起源は残念ながらはっきりしていません。曖昧だからいろいろな伝説が生まれています。

よく聞かされるのは、一人の牧童《ぼくどう》がチーズを挟んだパンを洞窟に忘れてきました。しばらくたってから思い出して、取りに行ったら綺麗に青カビが生えていました。恐る恐る味をみて「こりゃ、なんと美味しい!」とびっくりしたという話です。いかにもロマンチックですね。

なんとか記録に残っているのが、神聖ローマ帝国のシャルルマーニュ皇帝の伝記に、西暦800年のフランス遠征の際に立ち寄った寒村《かんそん》で、カビに覆われたソフトチーズを食べ、「これは美味しい。以後王宮へ毎年献上せよ」と命じたという記録です。これが有名な青カビチーズのロックフォールに関する最古のエピソードと伝えられています。こういう記録が残っているのですから、この地域の人々はもっと古くから青カビチーズを食べていたことでしょう。

白カビ系チーズもカビごと食べられるチーズです。このタイプのチーズの起源は、パリ近郊のムラン村やモー村あたりで、中世の頃ブリーチーズの外側に生えた白カビが、雑菌の侵入を防ぐということを発見したのが始まりのようです。

ところで、世界中に普及している現代の白カビ系のカマンベールの歴史は意外と新しく、18世紀フランス革命のときに、パリ近郊からノルマンディ地方に伝えられ、今や本家のブリーチーズを超えて全世界に広まっています。

などなど、カビと食べ物の話はいろいろあって、カビが生える暇がありませんね。

和仁皓明

一服いかがですか？

茶（チャノキ）の原産地については19世紀初め頃、アッサム種がインド北部で発見されたことからヒマラヤ東部と中国西南部の二元説も出ましたが、現在では中国の雲南省西南部の西双版納《しーさんぱんな》あたりとする一元説が有力です。

中国で1世紀頃成立したと考えられている医薬学書（本草書）に『神農本草経《しんのうほんぞうきょう》』があります。伝説上の神様「神農《しんのう》」が1日1種を選び、全く毒性のないもの（上薬《じょうやく》）120種、若干毒性があるのでほかと混合して用いるもの（中薬《ちゅうやく》）120種、毒性が強いもの（下薬《げやく》）125種の、トータルで365種をリストアップしました。それらを選抜する過程で、1日100種の植物をチェックし72種の毒草に遭遇しましたが、その都度お茶の葉で解毒したといわれています。従いまして、約2千年前には、茶が薬用とされていたものと考えられています。このことは、今でもお茶を飲んで安らぐことを「一服する」と言いますし、お茶を勧めるときには「一服どうぞ」と言うように、薬を飲むときの「服する」と同じ使われ方をしていることからも推察されます。

時代が進み中国の唐の時代（760年頃）に陸羽《りくう》が『茶経《ちゃきょう》』を著し、茶の種類や茶の精製法を詳しく述べています。したがって中国においてこの頃にはすでに喫茶の習慣が広まっていたことが伺えます。宋代に入ると茶の種類や喫茶の方法などがますます細分化されていきました。日本へは建久2（1191）年栄西和上《えいさいわじょう》により茶がもたらされ各地に植栽されたことが伝わっています。しかし、当時は大変貴重な茶でしたのでやはり薬用として飲まれる場合がほとんどであったといわれています。

茶は精製法により緑茶タイプ、紅茶タイプとウーロン茶タイプの3種類に分類されます。緑茶タイプは蒸すか、加熱することにより茶葉の中の酸化酵素が失活し、ポリフェノール類の酸化が起こらず、よって葉緑素のグリーンの色が残っています。

一方、紅茶タイプは筆者がスリランカの紅茶園で説明を受け見学したときのことを思い出しますと、生の茶葉を切断し、タイル上に10㎝ほどの厚さに敷き詰めて数時間放置します。この間に茶葉の中の酸化酵素が活動を始めて、さらに空気酸化も伴ってポリフェノール（カテキン類）が反応して大きな分子になり、また、赤系統の色素成分（テアフラビン類）となります。

もう一つのウーロン茶タイプは、生葉の加熱処理は行いますが、加熱温度は低く短時間の処理で終わることにより若干酸化反応が起こりますが、紅茶ほどの酸化には至らず色も薄い茶色となります。

その他の加工法として「漬物茶」と呼ばれるものがあります。これは茶葉を容器に入れ発酵させたものです。著者は中国雲南省の奥地でこの漬物茶を見ることができ、瓶から一かけら取り出し食べてみたところ、とても酸っぱかったこと、そしてその後しばらくして下痢をしたことを思い出します。

茶の精製に関して「発酵」という文言が使われることもありますが、前記3種の茶には茶葉に含まれる酸化酵素による反応であって、通常の微生物による発酵は起こりません。一方、漬物茶は微生物による発酵です。

先に茶は薬として用いられていたことが伺えると述べましたが、これはカフェインの覚醒作用によるところが大きいと思われます。一方、前記のポリフェノール類に関しては、20世紀に入って多くの研究によりデータの蓄積が行われてきました。静岡県は日本有数の茶の生産地ですが、よく茶を飲む地域とあまり飲まない地域の住民について胃がんの発症率に関する疫学調査が行われました。この結果、お茶をよく飲む地域の人は胃がんが少ないことが明らかになりました。これに基づきアメリカで幅広い研究が行われ、緑茶の主成分であるカテキン類が抗がん作用を持つことが明らかにされました。

また、茶の品種「べにほまれ」などに多く含まれるポリフェノールが抗アレルギー作用を持つことも明らかとなっています。最近の研究例として２０１６年の１月タイで開催されました国際シンポジウムにおいて、緑茶を飲むことにより抗がん剤の副作用を軽減することができるとの発表がなされました。

古くからお茶の品質は渋みが少なく甘味のある玉露などが上質といわれ、心にゆとりを持つために茶の湯を一服所望するといった心境になることが多かったものです。しかし現代は、茶の機能を考えて渋みの強い、つまりポリフェノールが多い茶を多飲するのがよしとされる時代。どちらを選ぶか、難しい選択のように思われます。

正山征洋

飢餓と酩酊

人類の食経験史上もっともドラマテックな影響をもたらした食料とは何かといえば、それはジャガイモではないかと思います。

ジャガイモは南米アンデス山地が原産、栽培は紀元前4千年頃から行われていました。これがヨーロッパ世界に紹介されるのは、コロンブスの新大陸発見後のことで、1530年にスペイン人ヒメネス・デ・ケサダが、「パパス」と呼ぶ根茎を先住民が食用に供していることを発見したのが最初の接触でした。

しかしヨーロッパでは、ジャガイモが食用になるらしいという知識はあったものの、何分にも外来の食べ物には偏見が伴いますし、特にジャガイモにはソラニンという有毒物質が含有されていたので当初は食べ物として扱われず、小さな薄紫色の花弁を持った可憐な花の観賞用植物として栽培が始まったのです。

1573年、ようやくスペインのサングレ病院でジャガイモを食料として調達したというのが、ヨーロッパで始めて食用に供された記録です。それ以来ヨーロッパ各地でジャガイモの栽培が広がっていきます。

ただ実際はジャガイモがパンのように焼けず、煮てドロドロにして食べなければならず、当時の人々にとって粥状《かゆじょう》の主食というのは貧民の象徴だったのでその食べ方も嫌われ、ほぼ18世紀までほとんど豚の飼料としてしか扱われなかったのです。

ジャガイモがなんとか食べ物として受け入れられたのは、当時イギリスの植民地で貧しかったアイルランドだったといいます。アイルランドの農民たちは地主のためにムギを作りましたが、隠し畑でジャガイモを自由に栽培し自家用食料としていたのです。

ところが、1845年にアイルランドで「ジャガイモペスト」とも呼ばれる胴枯病《どうがれびょう》が発生しました。あっという間に全土に広がり4年間にわたって病害が蔓延し、主食をジャガイモに頼らざるを得なかった農民たちはどんどん飢え死にしていきました。一説には100万人が飢え死にし、150万~200万人が米国など新しい土地を求めてアイルランドを逃れたと伝えられています。おそらく単一作物の病害による飢饉《ききん》として人類史最初で最大の被害だったと記録されています。

ジャガイモが救荒《きゅうこう》にしろ、貧民の食料にしろ、それまでの主食だったムギの地位の代わりを占めるようになると次の役割が台頭してきました。それは酒造りのデンプン原料としての役割です。

17～18世紀にかけて、オランダからイングランドに蒸留酒ジンが導入されます。原料はムギでした。当時蒸留酒といえば、ブドウ酒から作るブランデーが唯一のものでしたが、これは貴族だけの飲み物でした。ウイスキーはまだスコットランドの田舎でしか飲まれていません。

安い蒸留酒ジンがあっという間に貧民の間に流行して、多くのアルコール中毒者が続出しました。「気違いジン（Craze Gin）」という言葉が流行したくらいです。そのため何度か消費を押さえようと対策が出されるのですが、まあ一旦流行したジンの消費は止まることがありません。ただムギ不作の年は価格が高騰して消費が減るだけだったのです。

一方、蒸留酒の原料としてのジャガイモは、穀類と違って気候の変動による収量の変動がなく安価でしたから、早速ジンの原料として利用されます。19世紀に入ってジンの元祖であるオランダではまたムギ原料のジンが利用されていましたが、イングランドでは早々とジャガイモに切り替わってそれにジュニパーベリーのフレーバーを添加したロンドンジンなどが誕生し、また新しい「気違いジン」人口を増やすことになりました。

そのようなわけで中南米原産のジャガイモは、ヨーロッパにきて「飢餓、酩酊《めいてい》の源」という役割を持たされることになりました。

さて、日本にジャガイモが食料として導入されたのは明治維新以降なのですが、日本人にとってジャガイモから受けた最大の恩恵とは何だったのでしょうか？　それはポテトコロッケと肉ジャガという日本独特の料理の創出ではなかったかと考えています。

和仁皓明

鎮静と興奮のニンジン論争

エゾウコギはウコギ科の植物です。ウコギ科には、オタネニンジンやチクセツニンジン、野菜のウド、山菜のタラの芽（タラノキ）やウコギの若葉が挙げられます。エゾウコギは、北海道に限定されて生育している植物なので、日本での利用は一部に限られています。日本以外ではロシアのアムール州やサハリン州、中国の黒竜江省や吉林省にも分布しています。

北海道のアイヌ民族は、「ニタッソコニ」〔nitat（湿地）sokoni（エゾニワトコ茎）〕と呼び、食用や薬用にしていたようです。しかし、開拓に入った人々は、植物の棘《とげ》の多さから迷惑な植物として人家から隔離をしていました。

エゾウコギの食経験は、アメリカで１９９０年頃から注目され、ロシアからの輸入品が健康食品、ダイエタリーサプリメントとして利用されました。その後、日本への市場開放候補品目にシベリアニンジンが入り、２０００年頃からエゾウコギの製品が流通するようになってきました。

私がエゾウコギの生薬を最初にみたのは、ソ連（当時）との交易を行っていた会社が持ち込んできたエルーテルコック根（エゾウコギの属名*Eleutherococcus*が由来）でした。ソ連では日本のニンジンの成分研究に刺激され、シベリアニンジンの成分研究が盛んになっていました。1970年頃に日本とソ連の研究者の交流が行われた際、日本ではニンジンの成分には、興奮作用があるとされていましたが、ソ連の研究者は鎮静作用があると真逆の説を唱えていました。

野生のエゾウコギを最初にみたのは、昭和43（1968）年に北海道へ植物採集旅行をしたときでした。エゾウコギがどこに生えているかの情報がないまま、北海道の北見から阿寒湖に向かってドライブをしました。路傍の斜面に、五掌葉《ごしょうよう》のウコギのような蔓灌木が見つかり、茎に褐色の毛が密生していたことで、それがエゾウコギであると判明しました。この植物の根を名寄《なよろ》の薬用植物栽培試験場に植えてもらい、30年ぶり（1998年）にエゾウコギの生育状況を見せてもらったところ、試験場の境界線の垣根はエゾウコギで、真っ黒な実を球状に付けていました。

中国のエゾウコギは、1978年、生薬標本として中国の生薬展示会に出展されており、このときの標本が筑波薬用植物栽培試験場に寄贈されました。太いカンゾウ（甘草）、野生のニンジン（人参）、オウギ（黄耆）やブシ（附子）の修治された標本、液浸標本、おしば標本、中薬、薬用酒など、各省の特異なものが出展されていました。その中には、棘だらけの棒状の刺五加《しごか》（エゾウコギの枝）がありました。ソ連産のエルーテルコック根が棘のない棒であったのに対し、全く違っていました。

アメリカでは、エゾウコギはシベリアニンジンとして健康増進に有用であるということから利用が拡大しました。一方、薬としては、「ロシア薬局方」「中国薬典」「イギリスハーバル薬局方」などに収載されています。

平成18（2006）年には、滋養強壮保健薬として、第15改正「日本薬局方」にシゴカ（刺五加）が収載されました。利用部位は根茎で、根を含むこともあると記してあります。成分規格にはエレウテロシドB（フェニルプロパノイド）が確認、記載され、品質は皮層の割合が多く、特異な匂いが強くて甘味が強いものがよいとされています。

自生している北海道道東部では、エゾウコギの機能性を期待して、地上部の利用が行われています。葉は山菜として調理に使われたり、乾燥したものはお茶として飲用されたり、製菓原料としても利用されています。茎は砕くと香りがよく、茶剤にされています。黒く瑞々しい果実は、球形に多数が集まって熟します。この果実にはアントシアンが豊富で、健康増進用のジュースとして、また果実酒としても利用されています。

また、北海道の足寄《あしょろ》では、エゾウコギの栽培が行われています。エゾウコギ栽培での問題点は、茎全体に付けている剛毛ですが、栽培では剛毛の少ない株も見つけられているようです。

エゾウコギの利用は医薬品や機能性食品の原材料としても期待されています。今後広く栽培されることが期待されています。

佐竹元吉

人生は苦い？

人が生まれて最初に食味を経験するのは、母乳または人工調整乳ということになるでしょう。この赤ちゃんの最初の食経験に関しては、食べる側、食べさせる側に好き嫌いのような文化的な選択の余地はないものと考えられます。ところが次の離乳の段階に進みますと、成人食への移行過程になりますから、その赤ちゃんが属している社会の食文化環境に支配されることになります。

そのとき赤ちゃんは、初めて食べさせられるものについて、どのような受け止め方をするのでしょうか？　このことを推測するためには、生まれたばかりの赤ちゃんに、果たして先天的に味を識別できる能力があるのだろうか？　という疑問を解明しなければなりません。

イスラエルにヤコブ・スタイナーという研究者がいました。

スタイナーは、生まれたばかりで、まだおっぱいを飲む前の新生児に対して、食塩、砂糖、有機酸、キニーネ（苦味）の希釈液を、スポイトでその赤ちゃんの舌の上にポタリと落として、その表情を観察したのです。

その結果、赤ちゃんたちは砂糖液にはニッコリ笑い、食塩液には無表情、有機酸液には顔をしかめ、キニーネ液では激しく泣き出しました。

すごい実験をしたものですね。被験者の人権尊重がやかましい現代ではとてもこんな実験は考えられません。

スタイナーはこれらの赤ちゃんの表情から、甘味はエネルギー源信号で受容、酸味は未熟物信号で拒否、苦味は毒物信号で激しく拒否、塩味については反応なしで、これは子宮内羊水の塩濃度と等しいためと説明しました。その後、アミノ酸溶液での反応も調べられ、たんぱく質信号として先天的に受容ということもわかってきています。

しかし、通常離乳に際して母親が用意する食べ物とは、このような赤ちゃんの生理的反応をみるまでもなく、その社会代々の健全な存続を願い、赤ちゃんたちの健やかな成長のために調理される、ごく素朴なものではないではないでしょうか。したがってその離乳食は、その社会の食の常識として、もっとも安全でかつ栄養を充足するもの。いわば食の安全の原点のような思いが込められている食べ物になります。
日本では昔から重湯です。これは米食文化圏ではごく一般的で、同様に麦食文化圏ではパン粥が一番多く使われます。いわばその社会での主食にあたる食べ物です。でも赤ちゃんの離乳の場合、単に栄養の充足さえ満たせればいいということだけではなく、その健やかな生育とか成長してからの幸せな人生を祈るといった、文化的要素に基づく願いを込められることが多いのです。

世界的に一番多くみられるのは、砂糖のような甘い味を幸福の象徴として舐めさせることでした。

ブータンではマーと呼ばれるバターが力の源泉と考えられていて、生まれたらすぐ一匙《さじ》のバターを舐めさせ、力強い子に育ってほしいという願いを込めます。

もう一つの典型が、新生児にガーゼに浸したシャンパンを舐めさせて、将来シャンパンを好きなだけ飲めるような人生を送ってほしいと願うフランスの習俗でしょうか。

興味深かったのは、インドネシアのスンダ族の習俗でした。生まれたばかりの赤ちゃんにインスタントコーヒーの一匙を舐めさせます。これは、この先この子の人生で苦い思いをすることもあるだろうから、それをあらかじめ知らせておきたいという理由からでした。赤ちゃんの将来の人生に対してまで、こんな丁寧な心遣いをしているのですね。

ただ、これについては新生児の胎便排出を促すために、苦瓜のジュースを舐めさせる（フィリピン）とか、フキの根の苦いところを舐めさせる（日本各地の古い習俗）という例がありますので、インスタントコーヒーはその変形ではないかとも考えられています[文献1]。

生まれてすぐ人生の苦さ辛さを味わうスンダ族の赤ちゃんの初めての経験とは、文化的というより哲学的な食経験と云うべきことではないでしょうか。人生いろいろです。

和仁皓明

文献

［1］和仁皓明『離乳の食文化：アジア10か国からの調査報告』中央法規出版、1999年。

パクチー多めで

東南アジアからインドにかけてはショウガ科の原産地です。この地域の食材だったショウガの仲間が世界に広がっていたようです。香りのよいショウガやカルダモム、また、食材であり胃腸薬でもあったウコンなどがあります。香りのよいものが食材になるのは納得できるのですが、悪臭を放つものも貴重な食材とされています。それがコエンドロとドクダミです。

初めてタイに行くことになって、上司の下村先生はパクチーが苦手だったらしく、「匂いの強いパクチー、辛すぎるのがプリクタイというので、覚えておきなさい」といわれました。「マイサイ　パクチー（パクチー抜きで）」と「マイサイ　プリクタイ（プリクタイ抜きで）」の二言でバンコクの屋台に立ちました。おそばを頼み、この二言を言いました。辛くないのはよかったけれど、何だか美味しくありません。そこで、パクチーを入れてもらうことにしました。これは美味い。日本の吸い物の三つ葉のように、快い香りがあり、臭くはありません。タイ滞在中は、毎食パクチーを食べていました。

さて、このパクチーとは何でしょう。中国では「チャーサイ」と呼ばれています。ヨーロッパでは「コエンドロ」と呼ばれ、学名は *Coriandra sativa* です。コエンドロは果実も香辛料だけではなく、健胃薬に使われています。この果実に類似しているものに、ウイキョウ、アニス、クミンなどがありますが、いずれも形が紡錘形で、球形のコエンドロとは異なっています。

コエンドロは地中海原産とされ、古代エジプトでは、調理や医療に用いられていました。古代ギリシャや古代ローマでは薬草でした。広く食用にもされていたようですが、カメムシのような臭いがすることから、学名の *Coriandra* はギリシャ語のカメムシに由来しています。中国には漢代に導入され、明代においては、李時珍《りじちん》の『本草綱目《ほんぞうこうもく》』に「胡荽《こすい》」の名で記載があります。

日本では、古くは『延喜式《えんぎしき》』に記載があります。近年ではスーパーの野菜コーナーでも見かけるようになりました。形態は二年生草本で、草丈は30〜80㎝、葉は互生し、3回羽状複葉《うじょうふくよう》をします。裂片《れっぺん》はひし形状卵形で、縁辺《えんぺん》に鋸歯《きょし》があります。茎頂《けいちょう》に散形花序《さんけいかじょ》を付けます。小花は径約0・7㎝の白色です。果実は双懸果《そうけんか》で球形です。全体に特異な匂いがあり世界各地で栽培されています。成分はモノテルペンで、果実には芳香性健胃作用があり、調味料に用いられます。根生《こんせい》の葉は野菜として利用されます。

もう一つ、アジア料理に欠かせない、独特な香りがする植物といえばドクダミです。日本人にとっては悪臭だと感じるドクダミが食材となっているミャンマーの山奥で、毎朝取りのドクダミを売り歩くおかあさんが、宿屋の勝手口に置いていきました。朝食にはドクダミの根茎が吸い物として出されましたが、匂いはほとんどありません。中国の四川省ではドクダミの葉がレストランのメニューに並んでいます。食べ方はサラダのようですが、ドレッシングはラー油です。匂いよりも葉の食感を楽しんでいるようで、サックとした食感はそれまで私も感じたことがなく、美味しく食べましたが、食後、胃からドクダミの臭みが込み上げてきたのには閉口してしまいました。

ドクダミは、中国では『神農本草経《しんのうほんぞうきょう》』の原典である漢代の『名医別録《めいいべつろく》』に、「蕺菜」の字が当てられ虫刺されの治療に用いられたと記されており、『本草綱目《ほんぞうこうもく》』には、「魚醒草」という名前で記載があります。日本では、江戸時代の貝原益軒《かいばらえきけん》の『大和本草』

に、「甚だ臭あし」が「駿州の山中の村民、ドクダミの根を掘り、飯の上に蒸して食す。味甘い」と記されています。若い葉・芽を塩茹でし、みりんと味噌で和える食べ方もあります。また、寺島良安《てらじまりょうあん》の『和漢三才図会《わかんさんさいずえ》』では「その臭きこと言い難し」、「能く便毒に伝けて良し」と書かれていました。

ドクダミの形態は、多年生草本で、草丈は30～80㎝、葉は互生し、葉柄があり、葉身は心形で、上面は濃緑色、下面は粉白色です。茎頂に白色の4枚の苞葉《ほうよう》のある穂状花序《すいじょうかじょ》を付け、小花には花被片《かひへん》がありません。原産は日本、中国、東南アジアです。成分はデシノール酸で、特異の匂いがあります。全草は「日本薬局方」に健胃、緩下《かんげ》の目的で収載されています。また、健康茶としてなど汎用《はんよう》されています。

東南アジアの食材の豊富さは果物で特徴付けられます。果物の王様ドリアン、女王様マンゴスチン、今や世界の食材となったバナナやマンゴーが挙げられます。

また、東南アジアはコメの原産地ですが、その副食の多さにも驚かされます。

佐竹元吉

赤ちゃんから横取り

人類史上にはいくつもの革新的な技術発展があります。そのうちもっとも偉大なものは、旧石器時代の狩猟・採集による不安定な食料獲得から、農耕という食料安定供給のシステムを発明した農耕文化革命でしょう。

この革命によって、人類は集団の地域定着を可能にし、また分業化や統治などの社会システムの基盤を作り、人類が他の哺乳動物類と文化的に峻別される分岐点を作りました。

その次に「搾乳革命」と呼ばれる食料獲得の革新がきます。搾乳は、動物を殺すことなく安定して動物たんぱく質を確保できる方法ですから、いわば銀行利子で生計を保証されているようなものです。

ただ、搾乳といっても家畜化される前の動物たちは、もともと野獣そのものです。その乳はその野獣の幼獣のためのものですから、容易《たやす》く人間に乳を搾らせるとは限りません。少なくとも人間が乳房に触っても、噛みつかれたりしない程度に人間に馴れてくれなければ困ります。

また、その動物と人間の食料が競合しないことも重要なことです。そのような条件に合致し搾乳のために家畜化された動物は、ヤギ、ヒツジ、ウシなどウシ科の反芻《はんすう》動物でした。

紀元前6千年頃の西アジア、黄金の三日月地帯と呼ばれるメソポタミアのあたりで、そのような条件がようやくそろいました。

搾乳はどのようにして始められたのでしょうか？　いろいろな推論が試みられています。

一番単純な推論は、誰か勇気のある人が母獣の下に潜り込んで、直接乳房にしゃぶりついて飲んだという仮説です。あの地域は湿度が低く咽喉が渇くから当然ありうると考える人もいます。

さらに、メソポタミア遺跡から発掘された楔《くさび》形文字粘土板を解読した『ギルガメシュ叙事詩』という有名な記録があって、その中に「……野獣の乳を吸っていた……」［文献1］という字句が残されていますから無視できない推論かもしれません。

しかし、多くの考古遺跡で家畜囲いとみられる柵跡が発見され、さらに古文書でも家畜囲いという記事がみられますから、すでに管理された牧畜形態があっただろうという推測のほうが有力になりました。

その初期牧畜を体系づけたのが日本の文化人類学者・谷泰《たにゆたか》博士でした。ヤギやヒツジの母子関係は厳密な一対一で、もし母獣が死亡すると幼獣は乳を与えられず飢え死にします。そこで人間が介入して他の母獣から搾乳して幼獣に与えなければなりません。谷博士は、それが搾乳の端緒だという仮説を提唱しました。

実際、現代でも牧畜社会では、母親を亡くした幼獣に乳母獣を用意し、角を加工した哺乳器なども使って哺乳しますから、この谷仮説は広く支持されています。

さらに21世紀に入って、エヴァーシェッドらが、西アジア地域で発掘した土器に、乳成分の痕跡（脂肪酸）が残されていることを発見しました。乳を土器で受けたという痕跡です。これは人間の手による搾乳が行われたという確実な証拠になります。

このように、母獣から搾乳し本来幼獣のものだった乳を横取りしたという行動は、人類の食経験史上大きな貢献をもたらしました。

というのは、搾乳された乳には乳房に棲みついている乳酸菌が必ず混入しています。その乳を室温に数時間放置しておきますと、自然に乳酸菌が増殖して発酵乳すなわち、現代我々がヨーグルトと呼んでいる酸乳に変わります。この現象によって、液状の乳が凝固し、酸性度が上昇し、雑菌による腐敗を防ぎました。

ヨーグルトを布や木の篩《ふるい》で漉《こ》して固形物を集めたものが、現代でいうチーズの原型です。それを乾燥することによって乳のたんぱく質を長期間保存することが可能になりました。この酸乳系乾燥チーズは、「クルット（krut）」と呼ばれ数千年の時空を超え、現代の牧畜民にまで纏綿《てんめん》と伝えられています。

この乳を固める技術は、凝乳酵素（レンネット）を使用する凝固法の発明、さらにヨーロッパ各地に伝播することによって、現代の多彩なチーズ食文化が開花する道へと発展していくのです。

和仁皓明

文献

［1］月本昭男訳『ギルガメシュ叙事詩』岩波書店、1996年。

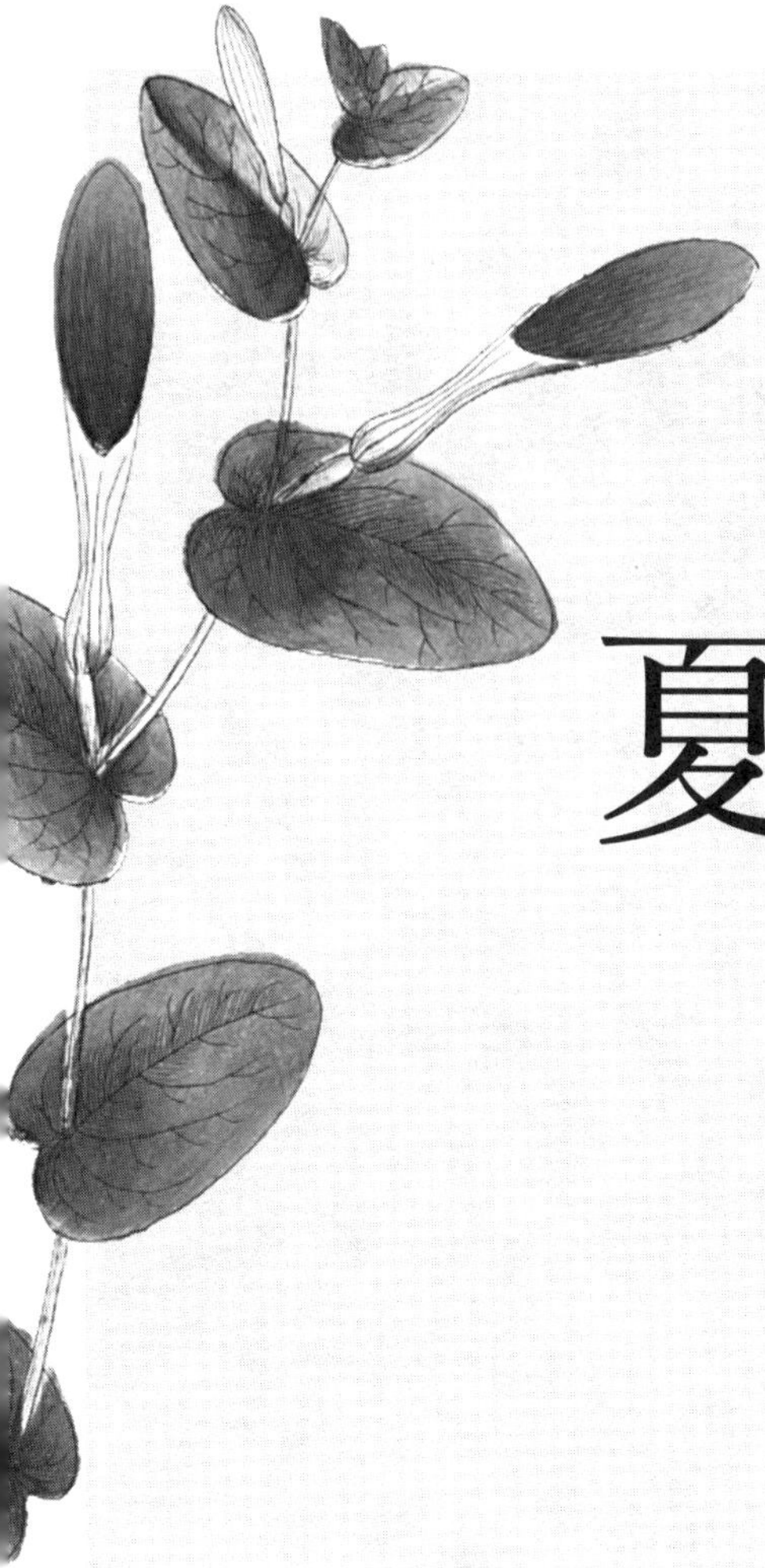

夏

熱中症予防にスイカを

スイカは店頭に並ぶ時期から推測しますと、晩春〜初夏が旬の果物と考えられがちですが、真夏の果物です。スイカの原産地は中部アフリカの砂漠地帯と考えられており、本来は暑い時期を好んで生育する植物です。

スイカの果物、薬用としての歴史は古く、エジプトにおいて4千年以上前から用いられており、エジプトの古代王朝（紀元前２６８６〜２１８１年）の壁画にもスイカが描かれているほどですが、当時は種子を食べていたようです。古代に地中海沿岸へと伝わり果物としての地位を得たものと考えられています。中近東やインドへの伝播も古く、紀元前と推定されています。しかし、ヨーロッパでの北進は遅く、ロシア南部以外では重要な果物とはなりませんでした。アメリカには移住民が17世紀に伝え、主として南部で普及しました。

一方、中国への伝播は11世紀頃中央アジアからシルクロードにより伝わった説が有力で、中国名の西瓜（シイクワ）は西域から伝わったことを物語っています。

日本への伝播は、天正7（1579）年にポルトガル人が長崎に持ち込んだとの説、寛永の末（1643年）に初渡来した、慶安年間（1648~1652年）に隠元禅師《いんげんぜんじ》が中国より導入した、などいろいろな書物に記載されているので、おそらく1500~1600年代に中国やヨーロッパからもたらされたのではないかと考えられます。

『農業全書《のうぎょうぜんしょ》』〔元禄10（1697）年〕には「天《てん》の美禄《びろく》」と記されており、また、江戸後期の『草木六部耕種法《そうもくりくぶこうしゅほう》』〔天保4（1833）年〕には「日本国中でスイカを作らない所は稀なり」とし黒皮赤肉、白皮黄肉、黄皮黄肉種などを紹介しているので現在に通じる品種がすでに栽培されていたことが伺えます。

スイカと同じ属にコロシントウリがあります。これもスイカと同様アフリカの砂漠地帯が原産です。形態はスイカとほぼ同じで見分けがつかないくらいですが、果実は極めて苦く、「苦味スイカ」と呼ばれています。コロシントウリは砂漠や乾燥地帯では水分補給に利用されますが、現在では下剤として用いられています。苦味成分のコロシンチンが薬効成分です。

ここまで述べた通り、スイカは長い食経験を持つ食用果物ですが、薬用としても古くから用いられてきました。古来より尿の排泄量を増加することで腎機能を改善し、消化器系にも作用、肝炎の治療効果があり、気管支炎・喘息症状の改善などが知られています。

中国の『中薬大辞典』には熱傷（やけど）治療に用いる方法が紹介されています。種子を除いた果実、果汁をビンに入れ3～4か月保存します。熱傷の患部に前記の発酵した液を塗布し、1日に数回繰り返し1週間ほど塗布することで完治すると書かれています。

また、熱がひどく、舌が乾いて、情緒不安定、いらいら、不眠などを訴える者が完熟したスイカの果汁をお椀一杯ゆっくり飲むと改善されるとあります。

このような状態は熱中症の症状といってもよいかと思われます。近年、熱中症の報告数が増加の途を辿っていまして、気温が急に上昇する6、7月から急増していきます。年間の熱中症患者数は6万人弱となっていて、その多くは65歳以上の高齢者で、そのうち死者が1千人強と報告されています。熱中症が起こる場所として屋内が最も多いのには驚きです。昔は「熱射病《ねっしゃびょう》」と呼んでいましたが、その数は現在よりはずっと少なかったといわれています。おそらく、気候変動や食生活の影響によるものではないかと考えられます。

このように、熱中症にスイカの果汁がスポーツドリンクと同等の役目を果たしますので、さらに漢方薬の「麦門冬湯《ばくもんどうとう》」を加えると万全といえます。「麦門冬湯」は風邪が長引いて痰が切れず、空咳が止まらないときに飲む漢方薬ですが、細胞の中に水分を補給する働きで、痰の切れをよくします。熱中症の場合も細胞に十分な水分を補給することが必要ですので、スイカの果汁と「麦門冬湯」の組み合わせで熱中症予防が可能となる仕組みです。熱中症予防に試しては如何でしょう。

正山征洋

神々が好んだレタス

キク科の植物には、乳液の出るタンポポの仲間があります。タンポポは、ギリシャ時代から乳液が出ることで催乳剤として使われています。葉が苦いホソバワダンは、沖縄では「ニガナ」「ンジャナ」と呼ばれ、胃腸薬に使っています。このように乳液の出る植物のうちで最も古くから知られているのは、古代エジプト（紀元前４５００～３０００年）のレタスです。

レタス（学名：*Lactuca sativa*）は、地中海沿岸、西アジア原産の植物で、学名の *Lactuca* はラテン語の Lac（牛乳）であり、レタスの切り口から出る乳液を見て付けられたものです。

レタスの仲間で日本に分布するものは5種類あります。アキノノゲシ（秋の野芥子）は、はじめは根出葉《こんしゅつよう》を放射状に出しますが、やがて茎を立て、花序《かじょ》を出します。花は淡い黄色、稲作とともに日本へ渡ってきた史前帰化《しぜんきか》植物です。ヤマニガナ（山苦奈）は、葉柄に翼があり、頭花は黄色です。ミヤマアキノノゲシ（深山秋の野芥子）は、葉の裏面がやや白色を帯び、下部の葉は葉柄に翼があり、広く茎を抱きます。花は濃黄色です。ムラサキニガナ（紫苦菜）は、花は紫色で、エゾムラサキニガナ（蝦夷紫苦菜）は、青～紫色の花で、北海道（東北部）のみに分布しています。

レタスは、古代エジプトでは豊穣と生殖の神・ミンに捧げられただけではなく、他の神々も好んでいたといわれています。エジプト第19王朝時代に書かれた『ベッティ・パピルス』には、セトの神は中庭でレタスを栽培し、毎日食べていたとの記述があります。レタスには催淫効果があると考えられ、茎から出る白い液を精液とみなし、精力増強剤、媚薬《びやく》、惚れ薬として、ミン神やセト神が食べていたとされています。壁画に描かれているレタスは、現在の球形のものではなく、背の高いアキノノゲシのようなものと想像できます。古代エジプトのレタスは、古代ペルシャやギリシャ・ローマでも栽培されていました。

中国では、古いタイプのレタス（チシャ）が7世紀頃に導入され、日本では、長屋王邸跡《ながやおうていあと》で発掘された木簡《もっかん》に「知佐五東／大根四東……和銅五年十一月八日国足」（知佐：ちさ）という記述が見られることから、奈良時代には中国から伝わっていたと考えられています（和銅五年とは西暦712年）。

また、『造仏所作物帳《ぞうぶつしょさくもつちょう》』〔天平6（734）年〕には「苣（萵苣：ちさ）」の名が記されています。これが古いレタス（チシャ）です。成長するに従い、掻き取った下葉を食用としたので、カキヂシャ（掻き萵苣）と呼ばれました。元禄10（1697）年に出版の『農業全書《のうぎょうぜんしょ》』にも栽培や品種、調理法などが記されています。

現代の市場には、玉レタス、リーフレタス、サラダ菜などがあります。変わったレタスとして、茎が30㎝くらいまで成長する茎レタス（茎チシャ）があります。アスパラガスレタスともいわれ、日本では乾燥したものを水で戻して漬物に加工したものが「山クラゲ」です。中国では、生の茎を炒め物に使います。

レタスの苦味成分は、セスキテルペンラクトン類のラクチュシン、8-デオキシラクチュシン、およびラクチュコピクリンの3種類です。白い液体は苦味を持つ「サポニン様物質」です。サニーレタスやサラダ菜は典型的な緑黄色野菜に入り、β-カロテンをたくさん含んでいます。

レタスの水耕栽培は、1980年頃から盛んに行われるようになってきました。最近では、レタスだけでなく、トマトやイチゴの水耕栽培も盛んに行われています。特に、近年になって、人工光の開発、培養液、温度条件のコントロールが自動的に制御できるようになり、レタス栽培は大きく変わろうとしています。市場が求めるレタスの品質に、パリパリ感、苦味と甘味などが加えられ、市場の拡大が期待されています。

佐竹元吉

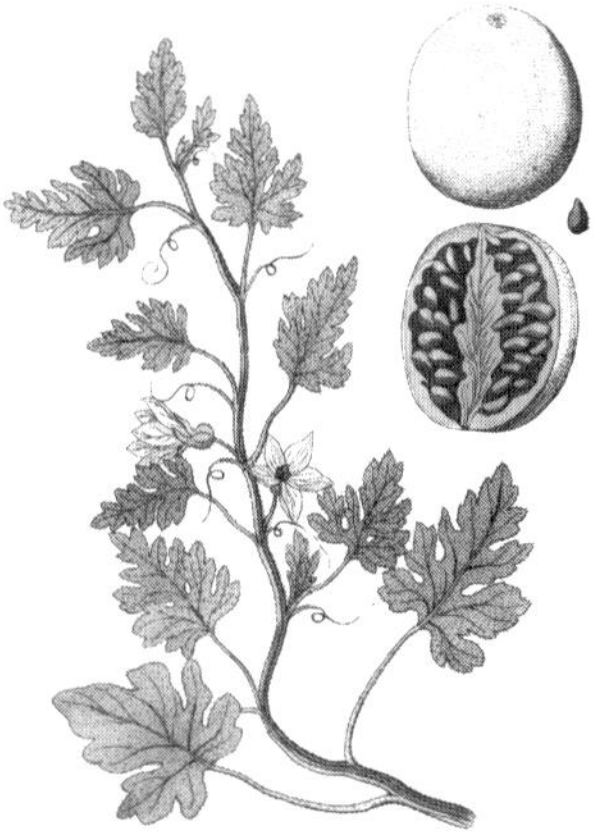

ヒマワリを食べる

「アパッチ砦」という1953年上映のハリウッド映画がありました。出演の俳優はヘンリー・フォンダやジョン・ウェインなど、西部劇古典中の古典です。北米先住民のアパッチ族は、アリゾナ、オクラホマ、ニューメキシコ一帯に居住していた部族ですが、映画はアリゾナ州にあった米軍のアパッチ砦の攻防をめぐる葛藤あり恋ありの人間模様のお話。

なんでヒマワリとアパッチかといいますと、おおむねこの地域がヒマワリの原生地。ヒマワリのあの大輪の花の観賞用ではなく、アパッチの人々はヒマワリの種を食べていたのです。

北米先住民のヒマワリ食用の始まりは紀元前3千年頃からという説がありますが、考古学的には紀元前1500年頃栽培が開始された痕跡が認められていて、さらに紀元前500年頃には栽培面積が北米もミネソタ州やカナダ近くまで拡大していったと推定されています。

アパッチの人々は、ヒマワリの種を殻から出して粉に挽き、篩《ふるい》にかけ、練り粉生地に作ってから石盤の上で焼いて食べました。時には同じく粉に挽いてからどろりとしたソースにして他の食べ物にかけて食べていました。加熱して脂肪を抽出しバターのようにして食べたという記録もあります。

このような先住民たちのヒマワリ食用の歴史をみますと、中南米地域でトウモロコシの栽培化が始まった紀元前3千年頃よりは遅れてはいますが、コムギのヨーロッパやコメのアジアとは違ったアメリカ大陸独特の食資源の歴史が伺えます。

トウモロコシ、ジャガイモなどのアメリカ大陸原産の食資源が、コロンブスらによってヨーロッパにもたらされたのが15世紀になってからです。その後16世紀にヒマワリはスペインに運ばれましたが、そのときにはヒマワリはまだ食べ物としてではなく、観賞用の花としてヨーロッパに渡ったのです。

ヒマワリの学名は*Helianthus annuus* Linne。この学名の由来ですが、helianthus は二つの語、helios と anthos の造語で、helios とは「太陽」のこと、anthos は「花」、そして annuus とは「一年生の」というラテン語です。要するに「一年生の太陽の花」と名付け親リンネ[※1]（Linne）先生が命名したという学名です。英語でもsunflower（太陽の花）です。

インカ帝国では、この花を太陽神のシンボルとみなしてインカ寺院の石に花形を彫り付けていました。さらにこの花は、大輪の花が朝には日の出に合わせて東を向き、夕暮れには西を向いて日の入りを見送るという性質から、ヒマワリという日本名に「向日葵」という字があてられています。tournesolと云うフランス語も同じ理由のようです。

ヒマワリの種を煎って食べると香ばしくて美味しいのです。さらに種には20～40％もの脂質に加えてアミノ酸やミネラルが豊富に含まれていて栄養成分が豊かです。それ故に北米先住民の人々はヒマワリの種を主食のように食用に供していたのです。

ですから、ヒマワリがヨーロッパに上陸した当初は観賞用でしたが、やがて東欧地域に広がっていくとすぐにヒマワリの種を食用に利用し始めます。さらに、18世紀初頭ロシア初代皇帝ピョートル大帝の時代には、ロシアで種のサイズを大型化する品種改良が進められRussian Giantという品種が成立しました。

このヒマワリの種の食用の普及にはなんと宗教が絡みます。ロシア正教では断食の日には肉食、魚食はもとより脂肪分の多い植物（例えば落花生のような）までも禁食のリストに加えていました。ところがヒマワリの種は新顔でそのリストには載っていなかったので、庶民たちは断食の日に喜んでヒマワリの種を食べ、それがヨーロッパ全体に普及するきっかけになったと云われています。

ヒマワリを話題にしますと、どうしても後期印象派の天才画家フィンセント・ファン・ゴッホを思い出さずにはいられません。ゴッホはヒマワリを単独のモチーフとして描いた始めての画家でした。でもゴッホにはヒマワリの花の絵ばかりで、ジャガイモを食べる人々の絵はあるのですが、ヒマワリの種を食べる人の絵がないのはちょっと残念ですね。

和仁皓明

※1　リンネ（Linne）（80頁）
カール・フォン・リンネ（1707〜1778）。スウェーデンの博物学者、生物学者、植物学者。「分類学の父」と称される。動植物を属名と種名の二つの名称で構成する二名法を確立した。動植物の学名は、この二名法により記載される。

トルティーヤの思い出

メキシコの第二の都市グアダラハラに旅をしたことがありました。薬用植物の栽培に興味を持っていた日系人からの招待でした。現地で栽培していたミシマサイコについての意見を求められましたが、土壌が合わないせいか、根皮が赤褐色になってしまい日本での商品化は無理であると伝えました。

また、近くにテキーラ村があり、メキシコの代表的なお酒、テキーラを造る原料植物の栽培指導も依頼されました。テキーラで有名なクエルボ社では、原料のアガーベ(リュウゼツラン)の種苗を増産するために組織培養法の可能性を専門家と話し合いました。アガーベが立派に広い面積で栽培されていたので、これまでの栽培方法でよいのではないかと助言しました。

酒が飲めない身にとっては、美味しいトウモロコシのトルティーヤの料理に興味を持ちました。トルティーヤで野菜や肉を包んで食べるものがタコスです。

タコスの味が忘れられず、筑波のメキシコ料理店〝カサ・デ・ナガモリ〟で夕食を取ることが多くなりました。ご主人が目の前でトウモロコシの粉を手で固めて、平たい円盤状のものを作るのを見ていました。粉をもらい自宅で同じようにたたいて円盤を作り、ワッフル用の焼器で焼いて食べたことがありました。美味しくできたので、粉のある間は毎日作っていました。

メキシコの先住民たちは、栽培したトウモロコシをアルカリ処理し、すり潰した生地を薄く伸ばして焼いたものを食べていました。16世紀、アメリカ大陸に渡ったスペインの宣教師ベルナルディーノ・デ・サアグンは、当時のアステカ人の食生活を詳しく供述しており、多種多様なトルティーヤの作り方を伝えています。

アルカリ処理をしないトウモロコシを常食すると皮膚が黒くなる「アストゥリアス癩病」などと呼ばれる病気になることが、1735年にスペインで記録されています。

この病気はその後、当時トウモロコシを主食としていたイタリア北部などで猛威をふるいましたが、1926年に、アメリカの医学者ジョゼフ・ゴールドバーガーが、肉や牛乳に含まれる何らかの栄養が不足することが原因であると突き止め、1937

年になってコンラッド・エルヴェージェムによりその物質がビタミン類のナイアシンだと判明しました。

ナイアシン欠乏症は「ペラグラ」とも呼ばれ、皮膚炎、下痢と認知症が主な症状です。皮膚炎では顔面、頸部や手足などの日光にあたる部分に発赤、水疱、かさぶたの形成や褐色の色素沈着が現れます。

これら症状の原因がナイアシンの欠乏とわかると、トウモロコシの原産地のマヤ文明やアステカ文明で、アルカリ処理して食べていたことの理由がわかってきました。トウモロコシ粒をアルカリ処理することで、ナイアシンや、体内で合成できない必須アミノ酸のトリプトファンやリジンの吸収を容易にし、ナイアシン欠乏症を防いでいたのです。

トウモロコシの2007年度の世界消費量は、家畜の飼料用が64％で最も多く、次いでコーンスターチ製造などに用いられる工業用が32％を占め、直接の食用はわずか4％に過ぎません。トウモロコシの直接食用としての消費が最も多いのは、トウモロコシから作るトルティーヤを常食とするメキシコです。

新大陸のトウモロコシに類似した旧大陸の植物にハトムギがあります。ハトムギは東南アジアで、デザートとして食べられていました。このハトムギの栄養を評価しようと、ラットに食べさせてみましたが、小形のラットになってしまいました。ハトムギのアミノ酸分析をしてみるとトウモロコシと同じで、トリプトファンとリジンの含有量が少ないことがわかりました。しかし、ハトムギだけを食べることはないので、トウモロコシのような健康障害は起こらないと思います。

佐竹元吉

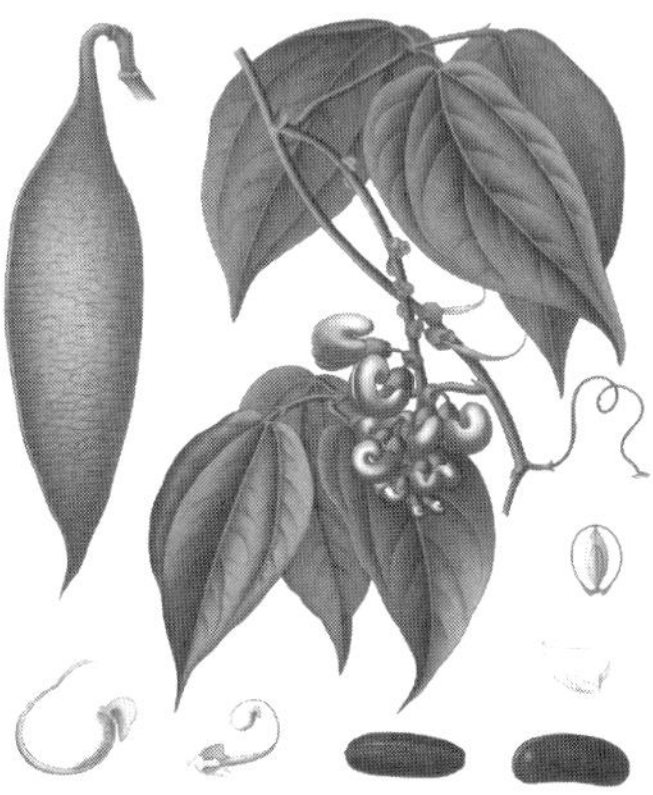

ほろ苦さがうり

ニガウリの正式な和名はツルレイシです。ツルレイシは果実に多くのイボを持っており、熱帯に植栽されるムクロジ科のレイシ（日本ではライチの名前で知られている）と似ていることから、蔓性のレイシ、つまりツルレイシの名が付いています。

また、ツルレイシは苦味成分を含んでいることから、苦いウリ、「苦瓜（ニガウリ）」と呼ばれるようになり、現在ではニガウリという呼び名のほうが広く知られています。九州地域ではニガウリが訛《なま》って「ニガゴウリ」、沖縄では「ゴーヤー（ゴーヤ）」と呼ばれています。

ニガウリはウリ科でインド原産の一年生蔓性草本植物です。従いまして、熱帯アジア各国には多様な品種があり広く栽培されています。筆者も中国南部を訪れた際に、タイ系のマイノリティの村でニガウリとキュウリのハイブリッドと思われるウリ科の野菜をみつけたことを思い出します。ニガウリは15～16世紀に熱帯アジアから中国へ渡り、日本へは16世紀頃に導入されたと考えられています。したがって日本での食経験は、沖縄や南九州に限定されたかと思われますが、500~600年と比較的長い野菜の一つです。

ニガウリの特徴はほろ苦さですので、多くの読者の方々が苦味成分は何であろうかとお考えになるのは当然でしょう。この成分につきましては、多くの研究が行われ、「ククルビタシン」と呼ばれる一連の成分が特定されました。構造的には薬用人参の有効成分である「ジンセノシド」と呼ばれる成分群とよく似ていまして、トータルで150種類ほどの類似成分が単離されています。

ククルビタシン類は油に溶けやすい性質です。ラードでニガウリを炒めて、豆腐、卵から調理する「ゴーヤチャンプルー」は後述するククルビタシン類の薬用効果から考えて、ククルビタシン類をうまく摂取できる仕組みになっていますので、年間を通して食べたい料理だといえます。また、ニガウリはビタミンC高含有野菜（100gあたりビタミンCが120㎎含有）の一つでもあります。薄く切ったものに熱湯を注ぎ、二杯酢や酢味噌和えなどで、特に夏場の食欲増進に召し上がるのもよいかと思います。

中国における研究成果の多くが収載されている『中薬大辞典』には、ニガウリはマウスの血糖値を下げるとの記載がありますが、カナダで行われた健常人による臨床研究では効果がみられなかったとの報告がありますので否定的です。

次に抗がん作用があるとの話がよく聞かれます。実際に多くの動物実験で抗がん作用がありとの報告がなされています。特に最近では、膵臓がんモデルマウスにニガウリジュースが有効であったとの報告が注目されました。中国では健康食品として前記のククルビタシン（おそらく混合物かと思われる）の製品が販売されています。

日本での野菜としてのニガウリは、やはり沖縄県での生産が圧倒的に多く、日本全体の約三分の一を占めています。ガンの罹患率《りかん》をみますと全国に比べて沖縄県は低くなっています。特に胃がんは全国に比べ半分以下となっています。これは食塩の摂取量が少ないため、と説明されていますが、ニガウリの消費量、ニガウリの抗腫瘍活性に関わる研究報告からみて、全く関係がないとはいえない感じを受けています。疫学調査はいまだなされていないようですが、いずれ行われるものと考えます。疫学調査とはいえませんが、同じウリ科のキュウリの消費量が日本一の宮崎県では全国平均に比べ胃がん、大腸がん、肺がんなどの罹患率が低くなっているので、キュウリに含まれるククルビタシンの効果だろうと解釈した報告もみられます。

一方で、動物実験でのものですが、妊娠率や胎児に関わる報告も多くみられます。ニガウリジュースを飲ませたマウスでは妊娠率が下がったとの報告、妊娠マウスにニガウリの特異なたんぱく質を注射すると胎児が死亡する率が高まるとの報告も日本人研究者によりなされていますので、妊婦の方は注意する必要があるかと思います。

地球上の人口分布をみますと、避妊が必要な国もあるでしょう。その一方で、出生率の増加が強く望まれる国も少なくないのは周知の通りです。筆者らは最近、人工授精の際に精子を活性化させる成分を生薬甘草から発見しました。ニガウリと甘草を必要に応じて使い分けるというアイデアは夢物語ではないかもしれません。

正山征洋

唐、南蛮、胡

2015年7月に「明治日本の産業革命遺産」23資産が、ユネスコで「世界文化遺産」として登録され、関係各地は観光資源としての活用に期待する声が高まりました。2013年には、同じくユネスコから「和食」が「世界無形文化遺産」に登録されたこともあって、このところ日本列島いささか世界遺産がブームになっている感があります。

「原日本人たちの食べ物」（12頁）で、無形文化遺産になった「和食」の食材が意外にも日本原産ではなく、何回か波のように日本列島へ伝来してきたことを記しましたが、その最初の波は、弥生時代に始まる「大陸文化の伝来」でした。この伝来によって米・麦、雑穀、豆類などが、現代にいたるまで日本の農業の根幹を形成してきました。野菜・果実類では大根・カブの根菜類、モモやミカンなど。さらに牛、馬などの家畜も朝鮮半島経由で導入されてきました。

蛇足ですが、山口県の日本海側に難読地名の「特牛」という小さな漁港がありま す。この地名は「こっとい」と読みます。古い大和言葉に「こって牛《うし》」という言葉があって、それは大きくて立派な牛の表現でした。「特牛」というこの地名はかつて朝鮮半島から伝来した牛たちの陸揚げ港だったという痕跡です。

このような中国大陸からの食材を含む多くの食文化の伝来は、移民だけではなく商人による交易、僧による学術交流などを通じてほぼ16世紀室町時代まで続きます。その間、味噌、豆腐、酒などの加工食品から饅頭にいたるまで、現代日本の食文化の屋台骨が次第に整ってきたのです。

それら伝来の食材の名前に、本稿の表題の「唐」、「南蛮」、「胡」などの文字を付けるのは、いずれも出自は日本ではないという看板を掲げているのと同じなのです。

唐辛子（トウガラシ）、唐茄子（トウナス）これはカボチャのこと。

南蛮と名前がついたら、おおむね油や肉を使った料理。お蕎麦屋さんのお品書きの鴨南蛮、カレー南蛮というのがそれです。南蛮煮というのは野菜をざっと油炒めしてから煮込んだ越前煮のようなもの。さらにトウガラシのことを南蛮胡椒ともいいます。これは出自を南蛮と胡の掛け持ちで念を入れた形です。

こうしてみると「唐」も「南蛮」も必ずしも特定の地名をさしているわけではなく、「なんとなく日本古来ではない」というレッテルになっています。それに唐も南蛮も比較的後になって伝来してきた食材に付けられた傾向があります。

それに比べて「胡」のほうはちょっと違って、日本には胡椒（コショウ）、胡麻（ゴマ）、胡桃（クルミ）、胡瓜（キュウリ）、葫（ニンニク）という中国名で伝来してきています。胡の国々は中国からみて西域、今の中央アジアです。その地が原産地だと中国人が名付け、日本はそれをそのまま受け入れました。

中南米原産のトウモロコシ、もう日本の夏の風物詩を代表するような食べ物になっていると思います。でもこの名前、伝来してから結構混乱していました。日本への伝来は天正5（1577）年、ポルトガル人によって長崎にもたらされました。痩せ地でも生育するので救荒食《きゅうこうしょく》として各地で栽培され、その意味では同時期伝来のトマトなどよりはるかに庶民に浸透した外来作物といっていい。

ところが、どこでもこの新しい作物をなんと呼んでいいかわからない。ともかく他所から来たものだというわけで、トウとナンバンを付けたら無難だということになったのでしょう。京阪では「ナンバンキビ」、関東では「トウモロコシ」、九州や金沢では「トウキビ」、静岡ではご丁寧に「ナンバントウキビ」と呼ばれたそうです〔『物類称呼《ぶつるいしょうこ》』安永4（1775）年刊による〕。トウモロコシという名前も唐（トウ）と唐土（モロコシ）の合成で念に念を押した感じ。まあしかし皆迷ってこんな雑多な呼び方をした経過があって、今やおおむね日本語のトウモロコシかトウキビかのどちらかに落ち着いているのではないでしょうか。

食に限らず、一つの文化圏に何か別な異文化が導入されてきてそれが定着し、あたかも伝統ある原産のような地位を占めるようになるまでにはいろいろな曲折を経るのです。

和仁皓明

唐辛子今昔物語

トウガラシ（唐辛子）は中央アメリカ原産でナス科に属し、一般には一年生草本ですが、熱帯地方では多年生で木本化《もくほんか》する場合もみられます。唐辛子の栽培の歴史は古く、中南米では数千年も前から栽培されてきたと考えられており、長い食経験を持つ食品の一つといえます。

コショウ（胡椒）を求めて西周りに航海したコロンブスは西インド諸島で唐辛子に出会い、胡椒よりも優れた香辛料としてスペインへ持ち帰ったのが１４９３年のことです。16～17世紀に爆発的に世界中に広まり、特に東南アジアで栽培が盛んとなっていきました。

日本へは天文11（１５４２）年、ポルトガル人により持ち込まれたのが最初と考えられていますが、その他秀吉の朝鮮出兵の折〔慶長３（１５９８）年〕や南蛮からの導入〔慶長10（１６０５）年〕説もあります。元禄10（１６９７）年に刊行された

『農業全書』には「其の実赤きあり、紫色なるあり、黄色なるあり、天にむかう有り、地にむかうあり、大あり小あり、長き短き、丸き角あり、其品さまざまおほし」との記述がみられ、当時すでにさまざまな品種が栽培されていたことを伺い知ることができます。

唐辛子は辛いイメージの代表格ですが、辛さの種類を成分的にみますと大きく5種類に分類されます。その一つは唐辛子、山椒、胡椒に代表されるグループです。次が山葵、芥子、大根、「クレソンの奨め」（28頁）でご紹介しているクレソンなどです。三つ目が生姜に代表されるショウガ科のグループです。大蒜、葱、玉葱も違うジャンルの辛味を持っています。もう一つは蓼《たで》です。

唐辛子組は唐辛子のカプサイシン、胡椒のピペリン、山椒のサンショールなど、いずれも辛味成分の分子中にアミド結合を持っていて長く辛さが続きます。

山葵、和・洋芥子、大根、クレソン組はいずれもアブラナ科に属しており、シナルビンなどイソチオシアネートと呼ばれる組成を分子内に持ち、酵素により揮発性の辛味成分を発します。鼻につんときて涙が出てくる山葵の辛さです。

ショウガ科組の代表格の生姜には辛味成分ジンゲロールが含まれています。ジンゲロールは生姜を乾燥させたり熱をかけたりすることにより、ショガオールと呼ばれる成分に変化し、より辛味を強めます。

ユリ科に属する大蒜や葱のつんとくる成分はアリインに代表されるもので硫黄を含んでおり酵素により揮発成分となり、あの強烈な香りを発します。

最後の蓼ですが、前記の成分群とは全く異なり、辛味を有するテルペン（正確にはセスキテルペン）類が「蓼食う虫も好き好き」といわれる辛味成分として含まれています。以上の辛さは人種により得手不得手があるようです。

唐辛子のカプサイシンに関する育種は気象風土によりさまざまな方向に展開しました。例えば、韓国ではあまり辛くなく甘味と風味の多様性が求められるキムチ用として育種されてきました。一方、インドやスリランカではカプサイシン含量の高い品種が求められてきました。

ちなみに筆者がスリランカを訪れた折、青い唐辛子をペースト状にした瓶詰を「ダイナマイト」と称していたことを記憶しています。どれだけの辛さかご想像いただけるかと思います。

九州地方が発祥の地（福岡県英彦山の修験者が開発したといわれている）である

「柚子胡椒」は、ご存じの通り青い柚子と青唐辛子をペースト状にして塩を加えたもので、九州地方では唐辛子を胡椒と呼ぶことがあります。また、九州の「辛子明太子」の辛子も和・洋芥子ではなく唐辛子です。なお、関東では「唐辛子」ですが、北海道・東北地方では「南蛮」と呼ぶ風習が残っています。

一方、薬用として使われるときの漢名は「蕃椒《ばんしょう》」です。導入時期や導入元の違いによって、地域による呼び名のずれがあったことが容易に推察されます。

我々の体はカプサイシンを捕まえる受容体（バニロイドレセプター）を持つことが、１９９７年『ネイチャー』（"*Nature*"）という雑誌に紹介されました。以来、カプサイシンは痛みを和らげる薬の開発研究に貢献してきました。また、カプサイシンの少量を飲むことで胃潰瘍予防になること、中枢神経を介してアドレナリン分泌を促し、脂質の燃焼、エネルギー代謝の促進作用なども明らかになってきました。

カプサイシンが分子レベルで研究され、唐辛子が我々の健康維持に貢献していることが突き止められつつある今日、昔靴底に唐辛子を入れて保温し霜焼けを予防した時代からは想像できない科学の進歩といえるでしょう。

正山征洋

ペルーの赤い胡椒

八ヶ岳の高原で孫たちとイタリア料理を食べにいったとき、胡椒のビンに黒い実と赤い実が入っていました。コショウ（*Piper nigrum*）は完熟すると赤くなりますが、赤い完熟した果実を乾燥させた後に水に漬けて外皮を剥いたものが白胡椒で、緑色の未熟果実を乾燥したものが黒胡椒になります。胡椒は、熱帯アジア原産でギリシャ、ローマに伝えられたものです。

ペルーの首都、リマのホテルの庭に柳のような木が植えてありました。この木にはニワトコのような赤い実が付き、葉は羽状複葉《うじょうふくよう》でナナカマドに似ています。リマではこの木を「モレ」と呼んでいました。モレはアンデス地方の言語ケチュア語で木を意味しています。この実は、ウルシ科のコショウボク（*Schinus molle*）です。調味料として料理に使われているもので、実の形が胡椒に似ていることから、胡椒と区別する意味で、学名にモレが付けられています。ペルーのアンデス砂漠地帯が原産で、そこからアルゼンチンやチリへと広がりました。現在では、観賞用や香辛料の生産のため、世界中で広く育てられています。

赤胡椒の名前はあまり知られていませんが、コショウボクは身近にあるナッツのピスタチオ（*Pistacia vera*）の仲間です。学名の *Schinus molle* の *Schinus* は、ラテン語の種小名 *Pistacia lentiscusschinos* に由来しています。

コショウボクの樹高は15ｍ、常緑、枝は垂れ下がります。葉は羽状複葉で、長さ8～25㎝、幅4～9㎝、小葉は19～41枚で、雄花と雌花は別の株です。垂れ下がった枝の先に円錐花序《えんすいかじょ》を付けます。白く小さな花を咲かせます。果実は5～15㎜で、果皮の色は赤色、桃色、紫色、硬い種のある核果《かくか》を付けます。葉や果実は砕くと芳香があります。

インカの人々は、食用として、熟した実の甘い外側の部分から飲み物を作りました。この甘い部分を利用するには、実を数日放置し手で擦り解し、内側の苦い部分を取り除く作業が必要でした。このシロップはトウモロコシの粥と混ぜて栄養食として利用されていました。[文献1] 料理に使われるほか、傷や歯痛・リウマチ・月経異常などに伝統的な薬としても使用されました。

ブラジルのベレンでもモレとよく似た植物を見ました。同じ植物かと思いましたが、果実が小さく、よくよく調べてみるとサンショウモドキ（*Schinus terebinthifolius*）の名前がありました。この赤い実はブラジルコショウノキとも呼ばれ、調味料に使われています。

サンショウモドキは、樹高7～10m、常緑、枝は直立するか横に広がります。葉は羽状複葉で、長さ10～22cm、小葉は5～15枚で、葉柄には翼があります。雄花と雌花は別の株。垂れ下がった枝の先に円錐花序を付けます。白く小さな花を咲かせます。果実は4～5mmで、赤色、硬い種のある核果を付けます。葉や果実は砕くと芳香があります。沼地や砂丘地で繁殖できます。

このサンショウモドキは、熱帯・亜熱帯の森林から市街地まで幅広い環境に生育しますが、野生化して、自然環境を乱してしまいます。世界中のマングローブや湿地などで繁殖し、自然生態系に甚大な被害を与えているとされ、ＩＵＣＮ（国際自然保護連合）により「世界の侵略的外来種ワースト１００」に指定されています。

コショウボクの果実に関しては、安全であるとのアメリカのＦＤＡ（食品医薬品局）による報告がありますが、サンショウモドキはウルシ科の植物なので、樹液で皮膚がかぶれることがあります。果実には小鳥がマヒする作用があるといわれています。果実を食べた後、嘔吐と下痢を経験している子どももいます。

ペルー（コショウボク）とブラジル（サンショウモドキ）の赤胡椒は、伝統医師（ヒーラー）が収斂《しゅうれん》、抗菌、利尿、消化管機能改善、強壮、および傷の治療に使っていたと知られています。ブラジルでは、今日でも、強壮薬や収斂薬に用いられています。

佐竹元吉

文献

［1］Sophie D『アメリカ初期の料理』テキサス大学出版、１９９４年。

ミョウガと物忘れ

ミョウガ（茗荷）の花は一年中スーパーで買うことができますが、旬は6～8月で、自生株に咲く新鮮な花の部分については、獅子文六《ししぶんろく》の『食味歳時記《しょくみさいじき》』に示されているように旬の始まりに食べるのが一番美味しいといわれています。

ミョウガは学名が *Zingiber mioga* Rosc. で、ショウガ科に属する多年草です。熱帯アジア原産で暖地の湿り気の多い半日陰地に広く自生し、栽培されます。夏盛んに成長し、秋になり日が短くなると休眠に入ります。霜に合うと地上部は枯れますが、休眠中の地下茎は耐寒性に長《た》けていますので、栽培は至って簡単です。

さて、茗荷と物忘れの言い伝えは有名です。その歴史はお釈迦《しゃか》様の時代に遡ります。

お釈迦様の弟子の一人に周利槃特《しゅりばんとく》という者がおりました。彼は自分の名前さえ憶えられないほどの物忘れのひどい人でした。そこでお釈迦様は名札を与え、それを身に着けていたといいます。彼の死後、塚からはみたことのない草が芽生えてきましたので、常に名札を携えていた槃特を偲び、茗荷（名荷）と名付けたそうです。

茗荷には「鈍根草《どんこんそう》」の別名がついています。これには修業中の子どもが空腹のあまり、側に置いてあった茗荷の料理に手をつけたところ、周りの人が「修業中の若い者は物忘れをしないために茗荷は食べないものだ」と言ったところ、子どもは「空腹を忘れるために茗荷をもっと食べる」と言った、との笑話があります。

この伝説を受けてかどうかは定かでありませんが、江戸落語に「茗荷宿」という噺があります。これは、旅籠《はたご》屋の夫婦が大金入りと思しき胴巻きを預けた旅人に、胴巻きを預けたことを忘れさせようと茗荷の大ご馳走をプレゼントしました。ところがその旅人は旅籠代を支払うことを忘れて旅立ったとのお目出度いお話です。

茗荷は『魏志倭人伝《ぎしわじんでん》』に「襄荷《じょうか》」として掲載され、平安時代前期に書かれた『本草和名《ほんぞうわみょう》』に茗荷の古名である「女加《めか》」が登場しています。

平安時代中期に編纂された『延喜式《えんぎしき》』には茗荷の栽培について収載されており、その後、多くの成書に記述されていていることから、広く野菜として食され、また薬草としても利用されていたことが読み取れます。

一方、中国では根茎を「襄荷」、葉を「襄草《じょうそう》」、果実を「襄荷子《じょうかし》」と呼び、いずれも薬用となっています。歴代の薬物書、『名医別録《めいいべつろく》』、『唐本草《とうほんぞう》』、『図経本草《ずけいほんぞう》』、『本草綱目《ほんぞうこうもく》』などをみても鎮咳去痰《ちんがいきょたん》作用、解毒消炎《げどくしょうえん》作用、月経不順、目の不具合、喉の違和感などへの記述はみられるものの、物忘れに関連する記述はみられません。

1980年頃の話になりますが、筆者に近しい研究者たちが茗荷の物忘れを助長する活性成分を極める研究を行ったのでご紹介します。

茗荷の水性エキスをマウスの腹腔内へ投与したところ、投与直後はマウスの自発運動量を上昇させましたが、時間の経過とともに自発運動を抑制しました。

また、別の実験でウサギの脳波を調べたところ、鎮静作用と睡眠傾向がみられ、音刺激による覚醒作用を強く抑制しました。

以上の実験結果を総合的にみて、茗荷エキスは中枢神経系に抑制的に働き、向精神薬であるクロルプロマジンと似た作用があると結論付けました。

先ほど述べた通り、中国では種子を医薬としています。一方、日本では開花はしますが結実することはほとんどないと思われます。開花調節のための日長を整え、温度管理により休眠を調節することにより初めて結実し、交配による品種改良の道が開かれました。

このように中国と日本の茗荷は品種的に異なっており、前述の実験結果のように日本の茗荷にはたくさん食べ続けるとクロルプロマジン様作用があることから、ボーッとした状態になり、したがって、物忘れに通じるのでしょうか、との思いもありますが、これは筆者のうがった考えなのでしょう。

正山征洋

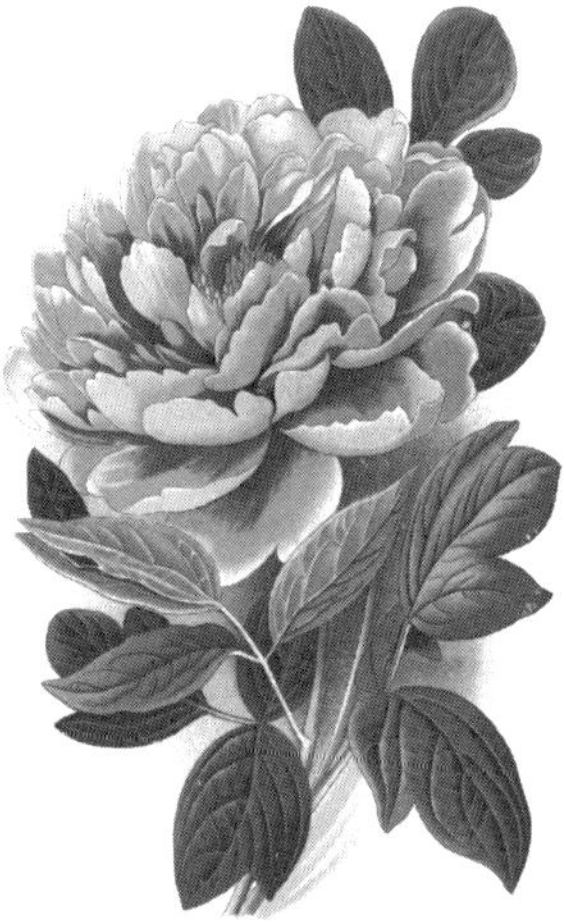

ピラミッドを作ったエジプトの食材

平成27（2015）年4月より開始となった機能性表示食品制度。[※1] 同年11月現在、生鮮野菜として唯一「もやし」に関する製品が受理されていますが、その他の野菜も元来、機能性を有する成分が含まれていることが知られています。そのような身の回りの野菜で、エジプトにおいて紀元前より食されているものがありますので、エジプト考古学者の吉村作治先生の本[文献1]とパピルスの医学書を参考にし、いくつか紹介してみたいと思います。

4千年以上前の古代エジプトでは、すでにニンニク、タマネギ、ダイコンが栽培されており、紀元前3千年頃の楔《くさび》形文字に記載があります。紀元前1600年代に書かれたパピルスは世界最古の医学書です。この中には、ピラミッド建設に従事した労働者がニンニクとタマネギが不足しているために、ストライキを行ったという内容が記載されています。どうやらニンニクとタマネギがピラミッド建設の労働力の源であったようです。

ニンニクは中央アジアの原産とされていますが、野生植物が見つからず、この説は疑問とされており、地中海沿岸地方の原産とも考えられています。古代エジプトで食用にされていたことはパピルスの記載だけではなく、ツタンカーメン王墓からニンニクが発見されていることやピラミッドの壁画にニンニクを食べる労働者の絵がかかれていることからもわかります。エジプトで食されてきたニンニクが今のガーリック（セイヨウニンニク）でしょう。これが中国に渡り、オオニンニクに改良され、さらに日本で栽培されやすいニンニクとなったのでしょう。

ニンニクの作用はスタミナ増強、食欲増進、健胃および整腸や不眠症に使われています。成分は精油の中に含まれるアリシンがあります。アリシンは酵素のアリナーゼの働きでニンニク臭のあるアリシンとジアリルジスルフィドに変わります。

タマネギも中央アジアの原産とされますが、野生種は発見されていません。こちらも栽培の歴史は古く、紀元前のエジプト王朝時代には、ニンニクなどと共に労働者に配給されていました。ヨーロッパの地中海沿岸に伝わったタマネギは、東ヨーロッパでは辛味の強い辛タマネギ群、南ヨーロッパ（イタリア、フランス、スペイン）では辛味の少ない甘タマネギ群が作られました。

タマネギの機能は便秘、胃弱、かぜ、不眠症。その成分であるケルセチンには毛細血管を丈夫にする作用があり、豊富に含まれているアリシンには動脈硬化を予防する効果、血流の改善や疲労回復の効果があります。

ダイコンは地中海地方や中東の原産で、古代エジプトでは食品でした。根出葉《こんしゅつよう》は羽状複葉《うじょうふくよう》で、頂小葉《ちょうしょうよう》が大きいのが特徴です。太い主根は主軸が肥大して食用となります。花は淡紅色を帯びた白花。茎は葉の付け根の低い三角錐部分で、一般的に根と呼ばれる食用部分のうち地上部分は、発生学的には根ではなく胚軸《はいじく》に由来する中間的な性質を持っています。青首ダイコンは光に応じて葉緑体を発達させる茎の性質を示しています。なお、茎、胚軸、根の区別は道管の位置で区別できます。

ダイコンは発熱、胃酸過多症、二日酔い、胃弱に機能性があります。その成分には健胃、消化促進作用があり、根の成分はヒドラトペクチン、アデニン、ヒスチジン、アルギニン、皮にはビタミンC、消化酵素ジアスターゼが含まれます。辛味のもとは硫黄化合物、揮発性で揮散しますが、辛味は継続します。葉はシスチン、アルギニン、リジン、精油、ビタミンA、Cに富み、鉄分、リン、カルシウムを含みます。

このほか、エジプトでの食経験が記載されている野菜をいくつか挙げてみましょう。レタス（苣・チシャ）は西アジアや地中海沿岸の原産。モロヘイヤは中近東からアフリカ北部の原産で、アラビア語で「王家の野菜」と呼ばれていました。オクラは東北アフリカ、ソラマメ（空豆）は中央アジアから地中海沿岸、スイカ（西瓜）は南アフリカやカラハリ砂漠がそれぞれ原産で、いずれも紀元前3千年頃からの食経験があります。

佐竹元吉

※1　機能性表示食品制度（106頁）
食品に機能性を表示できる新たな制度として2015年度より始まった。所管は消費者庁。事業者の責任において、食品の安全性や機能性等の科学的根拠を消費者庁に届けることで、商品に機能性を表示することができる。

文献

［1］吉村作治『ファラオの食卓：古代エジプト食物語』講談社、1986年。

ピエモンテのポレンタ

ピエモンテ州というとイタリアの北端。語源的にピエは足、モンテは山ですから、ピエモンテとは山の足元（アルプスの麓）という意味で、いたって明快に土地柄を教えてくれます。

現代ではワインのバローロやバルバレスコなどの著名な銘醸ワイナリーが目白押しですし、最高級の白トリュフの独占的な産地です。また、最近日本でも有名なサラダソース「バーニャ・カウダ」の発祥の地でもあります。でも近代までは、どちらかというと山里のあまり豊かでない地方であったようです。

というのは、この地方の名物料理の一つに「ポレンタ」という一皿があります。粗びきトウモロコシの粉をお粥《かゆ》に煮てソーセージや肉の料理に添えるものです。普通の料理ではパンかスパゲッティのようなコムギ粉系の添え物が出されることでしょうが、ピエモンテ地方は寒冷な風土でコムギが育ち難かったので、代わりにトウモロコシ粉で作るポレンタが食べられたのです。

このポレンタの原料トウモロコシは、コロンブスが15世紀に新大陸で発見、ヨーロッパに持ち帰ったものです。16世紀には早くもスペインでトウモロコシの栽培が始まりました。そしてピエモンテ州のようなコムギの育ち難い山岳地、中央ヨーロッパの寒冷地などに急速に普及していった穀物でした。

ところが、トウモロコシ粉を主食のようにたくさん食べる土地に奇妙な皮膚病が蔓延し始めたのです。特に肉や牛乳などのたんぱく質を十分に食べることができず、ポレンタだけで飢えを凌《しの》がなくてはならない貧困層の人々に多く発症しました。北イタリアの人々はこの病気を「ペラグラ」(Pellagra：皮膚の痛み)と呼んだのです。

人々にとってトウモロコシはそれまで食経験のなかった外来穀物でしたから、ことによると毒が入っているのかもしれないと疑ったのですが、しかし中南米の原産地では古くから主食にしてきた穀物です。栽培トウモロコシの原種は、メキシコ南部オアハカ州ギラ・ナキツ洞窟で紀元前5千年の遺物が発掘されています[文献1]。では何故、中南米先住民の人々にペラグラが発症せず、ヨーロッパの貧しい人々にだけそれが発症したのでしょうか?

この皮膚病は一種の栄養障害であろうと推測されましたが、20世紀になるまでその謎は解けませんでした。1930年代になって肉や牛乳と一緒に食べると発症しないこと、その原因はビタミンの一種ナイアシンの不足だということがようやく突き止められました。ところが、トウモロコシのビタミン分析をしてみるとナイアシンは存在するのです。謎は一層深まったのですが、結局、トウモロコシのなかでナイアシンは結合体のナイアシチンとして存在して水溶性になっていないからだということも判明しました。

そういうことがわかってきてから、さて中南米先住民の人々は何故ペラグラにならなかったのかという謎がだんだん解けてきました。なんと彼らは何千年も前からトウモロコシ粒を粉にするとき、石灰岩または貝殻を一緒に加えて搗《つ》き混ぜていたのです。したがって、トウモロコシ粉を薄く延ばして焼くトルテーヤにしろ、トウモロコシ団子で肉をまとめ薄皮で包んで煮るタマールにしろ、粉にするときに加わったカルシウムのアルカリでナイアシンが遊離してビタミンとして機能する食べ物に変わっていたのです。

古代より多くの優れた文明の遺跡を残している、アステカ、インカ、マヤなどの先住民たちは、いつどのようにしてトウモロコシをアルカリ処理しなければならないことを学んだのでしょうか？　おそらく多くの食べ物加工の起源のように、それは偶然のベールに包まれていることでしょう。しかし、このペラグラ問題は多くの食文化学者たちに大きな衝撃を与えました。

それは、食に限らず文化の伝播とは、送り出し手の風土に根ざした必然的な文化要素の総合像の伝播でなければならないこと、文化には未開という概念は適正ではないということでした。

和仁皓明

文献

［1］ピーター・ベルウッド『農耕起源の人類史』長田俊樹・佐藤洋一郎監訳、京都大学学術出版会、2008年。

ゆったりアマゾン川流域の珍味

アマゾン川の中流のイキトスに行ったことがあります。ここはペルー、コロンビア、ブラジルの国境が交わる町で、三軍の海兵隊の閲兵式を見学した後、川岸のレストランに入りました。このレストランは大木で日陰を作った下に椅子とテーブルを並べただけで、樹上にはナマケモノがゆったりと動いていました。

ここの名物はアマゾン最大の魚、ピラルクの料理です。ピラルクの鱗は土産品として売られており、また、舌はザラザラするので、おろし金のように強壮薬のガラナの棒を削る道具に使われています。

ピラルクの料理の前菜にパルミットを食べました。パルミットはポルトガル語で、ヤシの若芽の意味で、英語では「ヤシの心、パームハート(palm heart)」というそうです。前菜の皿の上にはきし麺のような白い細い紐が山盛りに乗っていました。マヨネーズをつけて食べるとアスパラガスのような食感でした。最近では日本でも輪切りにした細いタケノコを缶詰にして売られていますが、アマゾンで食べたものほど美味しくはありません。

パルミットはヤシ科の植物で学名は *Euterpe edulis* です。この学名は「アサイヤシ属の植物で食べられるヤシ」という意味です。アサイヤシ属には果実を食べるアサイヤシがあります。アサイヤシの学名は *Euterpe oleracea* で「畑で栽培しているヤシ」という意味です。アサイヤシは根元から茎を何本も出しますが、パルミットは根元から一本だけ茎を出し、若芽を取ってしまうと株は枯れてしまうそうです。パルミットは大量生産が困難な植物で、アマゾン地域限定商品になっているようで、資源の枯渇が懸念されます。

アマゾン川下流の都市ベレン（ブラジル）で、農林省熱帯農業研究センター（現、国際農林水産業研究センター）の技術指導に関わったことがありました。そのときに食べたものの一つに、アサイの赤紫色のアイスクリームがありましたが、今ではこの実のジュースが国内でも売られています。

この研究センターで指導しているものに、カカオとガラナがあります。

カカオは果実をもぎ取り、中の種子をむき出し、この種子を発酵させて、ココアやチョコレートの原料を作っています。発酵は森の間の空き地に設置された板で囲いをした土間に、無造作に種子を放り込むだけです。熱帯の暑さとアマゾン川の湿気で自然発酵するようですが、ゴミ捨て場のような場所で作られているのには驚かされました。きれいに包装されているチョコレートや健康志向の人々に好まれているココアがこのような環境で作られていることはあまり知られていません。

ガラナといえば、ブラジルで最も親しまれている清涼飲料に利用されており、欧米の清涼飲料よりもよく飲まれています。ガラナの木は蔓性《つるせい》で地面を這うものから立ち上がるものまでいろいろな樹形が見られました。現地の女性研究者と、果実が取りやすい灌木状の樹形で、あまり高くならない株を選んで栽培をすることを決め、10年後には始まりました。我々の支援が終わった後も、現地で着実に育種が行われ、選抜が優秀な株が選ばれたと聞きました。

ガラナの成分にはカフェインが約4％とテオブロミンが約1％含まれており、カフェイン含有量ではコーヒー（0・8％）やココア（0・4％）、コラ（コーラ）（2・0％）よりも高いとの報告があります。ベレンでのガラナの栽培・育種の成果を聞いて、コカ・コーラの会社から有機農法でこの株を栽培したいとの希望があり、研究所員が栽培方法を指導したと聞いています。

アマゾン川流域は世界で最も多くの野生植物が生育しているといわれています。アマゾンを代表する植物にベニノキがあります。この木の実がアマゾンの先住民の象徴的な顔に赤く塗る色素です。この赤色はビキシンで、食品の添加物として世界各地の魚肉製品に使われています。研究センターでは各地のベニノキを集めて栽培していました。ここの果実には外面が赤いものから青いものまで見られますが、ビキシンの含有量の高い株を選抜することを研究者にお願いしています。アマゾン川流域には再度訪問したいものです。

佐竹元吉

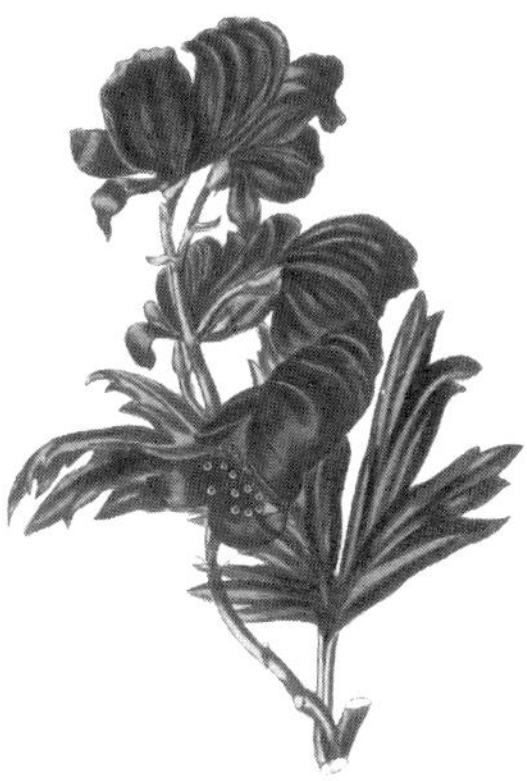

紫色素西東

天然物由来の着色料の主なものは20種ほどで、そのうち紫色素としては、ムラサキイモ（サツマイモの一種）、ヤムイモ（ヤマノイモの一種）、トウモロコシとムラサキくらいです。ムラサキはムラサキ科に属する多年生草本でその根を「紫根《しこん》」と称し、その色素を古くから「紫」と呼んでいます。紫根で染めた衣服は高貴な位を示し、それらを着ることでその安全性が確かめられてきました。

紫根は約2千年前に成立したとされる『神農本草経《しんのうほんぞうきょう》』に、「紫草《しそう》」として中薬《ちゅうやく》（中品《ちゅうほん》）にランクされ収載されているので、随分と古い医薬品です。紫根配合処方は「紫雲膏《しうんこう》」（当帰《とうき》・豚脂《とんし》・胡麻油《ごまあぶら》配合軟膏）のみですから、古来より外用薬として用いられてきたことが伺えます。とはいえ、薬用・食用としての使用よりも染料としての重要性が高かったと考えられます。正倉院宝物の中の敷物からもこの紫色素が検出されています。

また、8世紀頃の木簡《もっかん》から紫草が朝廷へ納められていたことが明らかになっています。**写真**は大宰府《だざいふ》（福岡県太宰府市）から出土した木簡です。そこには福岡県、熊本県、大分県などの地名が記載されており、紫草は九州各地から大宰府へ納められ、平城京へと上納されました。

一方、平城京でも大宰府から納められた前記の地名が書かれた木簡が出土し、10世紀初頭の『延喜内蔵寮式《えんぎくらりょうしき》』には全国的な紫草寄進の義務づけが決められていました。ちなみに、大宰府からは年間2・7tが納められ、全国合わせると年間15tにもおよび、大量の繊維が染色されていたことがわかります。

菅原道真《すがわらのみちざね》公の詩に、「つくしにも　紫《むらさき》生《お》ふる野辺《のべ》はあれど　なき名悲しむ　人ぞ聞こえぬ」とあり、太宰府近辺にも自生地があったことを物語っています。また、太宰府に近い地に、紫の付

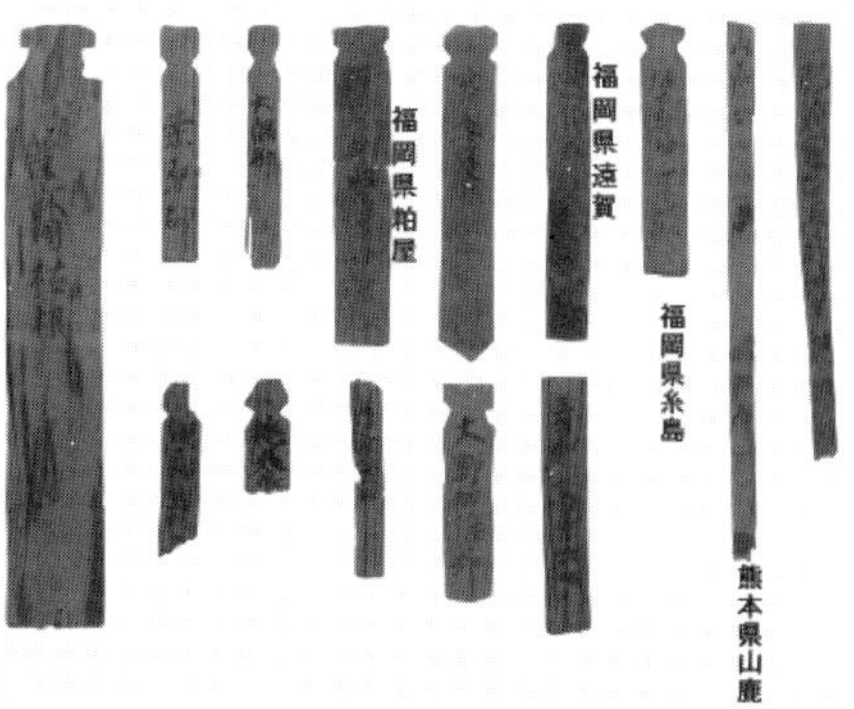

写真　太宰府へ納められた紫草の木簡（8世紀前半）
〔九州歴史資料館提供〕

く地名が数か所あり栽培地の特定に興味が持たれます。

貝原益軒《かいばらえきけん》の『筑前国続風土記《ちくぜんのくにぞくふどき》』巻之九に、古く異国より紫の種子を持ってきて植えたので紫の地名がついた、との記述があり、栽培が行われていたことは明らかですが、栽培地の特定には至っていません。

一方、ヨーロッパにはムラサキと同様な色素を持った植物が古くから知られていました。ムラサキ科のアルカンナの根は「アルカネット」と呼ばれ、『神農本草経』と同時期の1世紀頃ディオスコリデスにより書かれた『マテリアメディカ』に収載されています。アルカネットは古代ローマやギリシャにおいて若い地上部を野菜として食していたとの記述があります。

しかし、アルカネット根は前述の紫根同様、抗炎症作用の強い薬として用いられてきました。アルカネットの製品「ヒストプラスチンレッド」と紫根配合の漢方薬「紫雲膏」は、いずれも抗炎症作用が強く、例えば火傷や褥瘡《じょくそう》（床擦れ）に有効です。紫根（主成分：シコニン）とアルカネット根（主成分：アルカンニン）の成分について詳細に検討した結果、両者の成分群はすべて鏡を介して対象の構造を持つことが明らかになりました。つまり、どのような方向からみても両群は一致することがない構造を持った成分群です。

アジアとヨーロッパにおいて同時期に紫色素としてデビューした2種の植物が、構造はほぼ同一と考えてよい成分を含んでいるのに、お互いに対称性を持つ成分群であることは、化学的にも、また植物学的にも興味が持たれます。

なお、アルカンニン類について、最近筆者らが発見した新しい活性として、ヒト大腸がん細胞に対して強力な抑制効果を示しました。引き続いてマウスを使った実験に進んでいますが、抗がん剤の創出につながればと念じているところです。

正山征洋

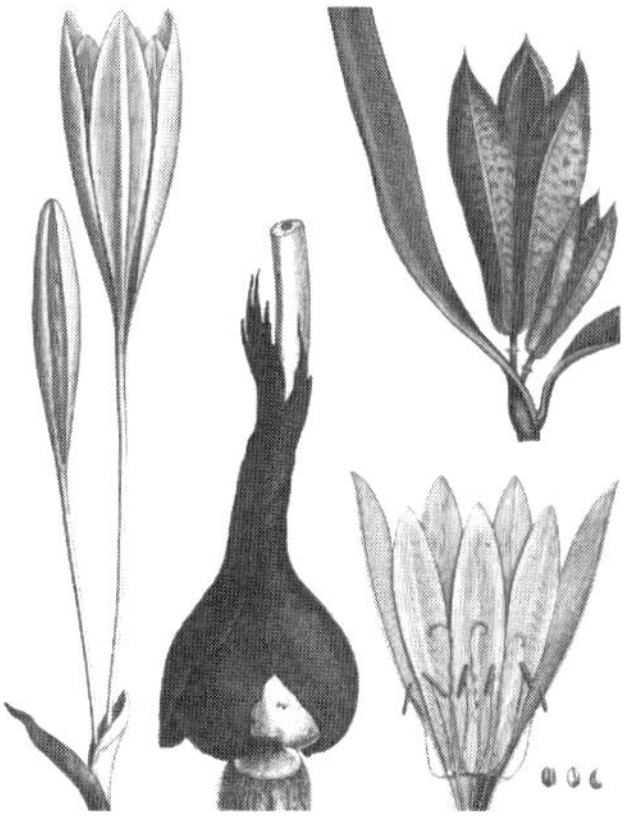

原因不明の中毒事件

昭和薬科大学の温室の入口に奇妙な花があります。その花は葉の脇に1個だけ咲いています。赤色の6枚の花被片は肉厚で、重なり合っているものと、円盤状で花びらがないものがあります。花びらは一重なので、萼片《がくへん》で花弁《かべん》はありません。赤い萼片を6枚付けたものが雌花です。大きさは直径6～8㎜で、中心部には、黄色のめしべがあり、花柱《かちゅう》は3個に分かれ、雄花のおしべは3個です。名札にはアマメシバ（*Sauropus androgynus*）と記されていました。木の高さは背丈ほどで、葉は柔らかく長卵形で、長さが5㎝くらいです。

アマメシバは、東南アジアではよく知られている野菜です。ベトナムでは新芽や葉を豚肉やカニ、乾燥エビと一緒に煮込み、スープとして食します。マレーシアではイワシや卵と炒め物にしたり、エビや鶏肉と混ぜてスープにしたり、さまざまな料理に使われ、食されています。また、花と紫色の小さい実も食用とされ、マレーシアにおいては1週間に1回116~200g程度を摂取しているという調査結果があります。
南アジアでもバングラデシュ、インド、スリランカに分布しています。
日本では温室でしか見られることのないこの木が、とんでもない事件に巻き込まれてしまいました。
一つ目は台湾の中毒事件です。[※1]
1994年後半、アマメシバはインド―マレーシア地域から台湾に輸入されました。台湾の人々はアマメシバにダイエット効果があると信じ、特に、青年や中年女性を中心にアマメシバを定期的に摂取しました。1995年末、アマメシバを摂取していた200人以上の人々が進行性の呼吸困難や咳などの症状を発症しました。
二つ目は日本での中毒事件です。[※2]
平成15（2003）年8月、日本でアマメシバの葉の抽出物の摂取により、台湾の患者と極めて同様な臨床所見を示した3人の患者が報告されました。厚生労働省は、このアマメシバによる健康被害の拡大を防ぐため、日本の「食品衛生法」に基づいてアマメシバの加工品の販売を同年9月12日付けで禁止しました。過去の健康食品に関連する健康障害の問題を生かし、同様な問題の発生を防ぐことができると考えられました。

これらの事件は、肥満防止に役立つものとして、東南アジアから導入して広く栽培したアマメシバが原因でした。東南アジア地域での長い食経験があるにもかかわらず、それまでの食経験にない摂食方法で、高濃度のジュースや加工粉末、エキスを継続的に摂取したことによって発生した例でした。

アマメシバによる健康障害の病状は解明されていますが、原因物質が解明されていないので、この解明が急務です。

佐竹元吉

※1　台湾の中毒事件（123頁）

1996年、台湾での中毒事件が医学雑誌『ランセット』（“*The Lancet*”）に掲載された。その記載によれば、1995年に台湾で23人の患者が急性進行性の呼吸障害を起こしたが、原因は見つからず、唯一の共通点は未調理の野菜アマメシバの摂取だけであった。さらに、同誌では1998年に食物摂取と関連する閉塞性細気管支炎の患者の治療経過を報告している。1997年、アメリカ疫学雑誌では、明らかに野菜アマメシバの摂取と閉塞性細気管支炎症候群との関連があるとされ、台湾の症例が野菜アマメシバを頻繁に大量に摂取していることによるものであると結論付けている。

※2　日本での中毒事件（123頁）

日本では、台湾の事件の情報が国内で報道されていなかったためか、全く同じ事件が起こってしまった。製品を製造した会社は、「製造物責任法（ＰＬ法）」違反で罰金刑を受けている。また、健康情報を流したとされる出版社および医師は、患者との間で和解が成立した。

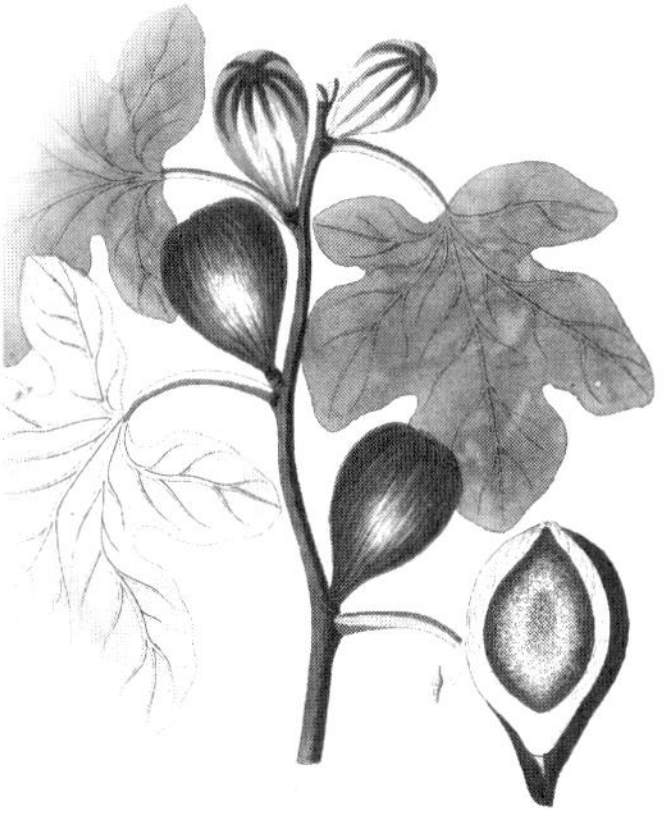

瓜食めば

『万葉集』に収められている歌には、食べ物が詠み込まれている歌がたくさんありますが、おやつを食べている情景の歌は少ないようです。

そのなかで、おやつだなと感じさせる歌は、山上憶良《やまのうえのおくら》の子らを思う歌でしょうか。

「瓜食《は》めば　子ども思ほゆ　栗食《は》めば　まして偲《しぬ》はゆ　何処《いづく》より　来たりしものそ　眼交《まなかひ》に　もとな懸りて　安眠《やすい》し寝《な》さぬ」（万葉集、巻5、802）

という有名な歌です。

父・憶良が旅に出て、一人で瓜を食べ、栗を食べては、子どもたちのことを切なく思い出すという歌ですから、旅に出る前には、子どもたちと一緒に瓜にかぶりついていたのでしょう。

この瓜は、明らかに山上一家のおやつとして食べられていたのでしょうが、果たしてどんな瓜だったのでしょうか。

ウリ科の植物の歴史は結構古いのです。おおむねマクワウリ、キュウリ、メロンのようなキュウリ属、ニホンカボチャ、セイヨウカボチャのようなカボチャ属、ユウガオ、ヒョウタンのようなユウガオ属の三系統に大別されます。

それぞれ原産地が、キュウリ属がアフリカ、カボチャ属が中南米、ユウガオ属が熱帯アフリカとバラバラですし、そのうえ、紀元前1万年以上の種子のような遺物も世界中いろいろな所から出土していますから、おそらく人類が栽培した蔬菜《そさい》植物としてはもっとも古い品種の一つと考えられています。

日本への伝来がいつ頃だったかというと、ウリの種子は紀元前200年くらいの弥生時代の遺跡から出てきますので、コメの伝来とほぼ同様に、かなり古い時代から、中国または朝鮮半島経由で渡来民によって持ち込まれていたと考えられています。

キュウリ属のウリには甘くないシロウリ系と、熟すと甘くなるマクワウリの系統があります。シロウリは漢字で「越瓜」と書きますが、この「越」とは越南（ベトナム）のことで、もとを辿ればベトナムに遡るのでしょう。マクワウリのほうは、江戸時代から美濃国真桑村《みののくにまくわむら》（現在は岐阜県真正町）が名産地だったのでこの名前が付けられました。

万葉集で山上憶良に詠まれたウリは、おやつに食べるウリでしたから、多分甘いマクワウリのほうだったことでしょう。

平安時代の漢和辞典『倭名類聚抄《わみょうるいじゅしょう》』には甘いウリを「熟瓜と書いて、和名は保曾知（ほぞち）と読む、これは熟すと瓜の蔕（ほぞ）のところから落ちる」からと注記しています。「ホゾオチ」が次第に縮まって「ホゾチ」になったようです。ヘタが落ちるまで完熟させていたのでしょう。

キュウリ（胡瓜）は、「胡」の字がありますから大陸由来のウリだということは一目でわかります。でも「胡」の字がついていながらなんでコウリと読まないのでしょうか？　実はキュウリには、別な漢字として「黄瓜」という字もあるのです。どうやら昔は「キウリ」と読んでいたようなのです。するとはて？　キュウリは緑色のものを食べるのではなかったか？　と疑問に思いますね。

安土桃山時代に日本にキリスト教を布教するために渡ってきて、32年間滞在し織田信長や多くのキリシタン大名たちと親交のあった、ポルトガルの宣教師ルイス・フロイスは、「我々ヨーロッパ人はキュウリを青いうちに食べるが、日本人は黄色く熟してから食べる」と不思議そうに記録していますから、昔の人は黄色い完熟「キウリ」

を食べていたようです。

野生のウリ科の植物を食べると非常に苦いものに出会うことがあります。この苦味はククルビタシン（cucurbitacin）というテルペン系の成分で、ゴーヤの苦味がそれです。しかし、最近ユウガオを食べて、ククルビタシンによる吐き気、嘔吐、腹痛、下痢などの消化器系の食中毒が報告されていて、厚生労働省から自然毒として指定されました。

長い栽培と品種改良の歴史の中で、ウリ科の植物はより甘く、より苦味の少ないものを目指して改良が進められたことでしょう。甘味改良の到達点がメロン類であり、どうしてもククルビタシンによる苦味を取れなかったものがヒョウタンの仲間でした。

山上憶良が子どもたちと食べたウリは、どれくらいの甘さだったのでしょうか。きっと奈良時代の果物として貴重な甘さだったのだと思います。

和仁皓明

文献

［1］『日本古典文学大系5：万葉集二』岩波書店、1992年。

乾杯はチチャで

ペルーの海岸線からアンデスの山へのドライブをしたことがあります。海岸から乾燥地帯が続き、サボテンがところどころに見られます。しかし、海抜3千mに達すると緑が生い茂ってきます。この草原に見られるのが、小さい実のトマトです。さらに、4千mの峠を越すと薄い水色のジャガイモの花に出会います。地下部にはウズラの卵ぐらいの小さいイモが数個付いていました。

山道を車で走ると、そこここに赤い旗を出している家がみられました。この赤い旗は紫トウモロコシを発酵させた酒の「チチャ」ができたとの知らせで、どうぞ味見をしてくださいとの合図なのだそうです。この酒、チチャの作り方は、あまり上品ではありませんが、紫トウモロコシを蒸かし、唾液を入れて放置するそうです。唾液を出した人の顔が見える庭先では口にしたいものではありません。

リマに帰ると高級レストランで、カルパッチョに似た「セビッチェ」という刺身の酢の物を食べました。これには、蒸かした黄色いトウモロコシとサツマイモが添えられています。そして、一緒に飲むのがチチャです。

古代インカの遺跡の多いアンデスの山々には、豊富な食材がみられます。今や世界の食材になっているトマト、ジャガイモ、サツマイモ、トウガラシとパプリカが青空市場で売られています。

高地に住む人々は、日常的にコカの茶を飲んでいます。海岸線から4千mの高山までくると高山病にかかることがあります。この予防のために、現地に到着したらコカ茶を飲み、アルコールは摂取しないで、静かにしていることが肝要です。コカの葉は麻薬原料植物であるためペルーから持ち出すことはできません。アメリカの空港では麻薬犬が待ち構えています。

高原には世界で一番大きいといわれる花序《かじょ》のプヤ・ライモンディが、高さ30mまで伸び、にょきにょきと立っています。何千という小さな花が咲き、ハチドリが群がっています。

アンデスの山からの帰り道、海抜千mまで下ってくると、赤と黒とオレンジ色の帯が車の前面に飛び込んできました。この帯は数百メートルにも伸びています。近寄ってみると、なんと色とりどりのパプリカの乾燥場でした。聞いてみるとフランスへの輸出用のものだそうです。

コメやムギのない新大陸では、トウモロコシ、ジャガイモ、サツマイモが主食ですが、雑穀のようなものもあります。ヒユ科のアマランタス（*Amaranthus*）やアカザ科のキノア（*Chenopodium quinoa*）などです。アンデス山間部のメルカード[※1]では、さまざまな色と形のトウモロコシと一緒に売られています。古代インカの人々は何千年も前からこれらを食べていたようです。

アマランタスは園芸用のケイトウの仲間で、日本ではヒモトケイソウが知られています。アマランタスの系統解明は農林水産省の筑波の研究所で行っていました。近年ではスーパーフードとして注目され、国内での栽培もみられるようになってきました。

キノアはアンデス山地では古くから主食として食べられていました。インカ文明ではトウモロコシと同様に貴重な作物であり、「穀物の母」と称され神聖な作物とみなされていました。インカの遺跡には皇帝が金の鋤《すき》で行う種まきの儀式が金細工に残っています。スペインのインカ帝国征服後、スペイン人はインカ文明を払拭し現地人を同化させるために、キノアの栽培を禁止し、ヨーロッパに持ち込まれることはありませんでした。

1990年代になって、NASA（アメリカ航空宇宙局）が、キノアの栄養面や取り扱いやすさから宇宙空間での長期滞在に適した作物と注目し、宇宙食に推奨したことで、広く栽培されるようになりました。脱穀した種子は白く扁平な円形をしていて、加熱調理すると胚芽が細く白い髭のように出てきます。糠《ぬか》のような独特の香りがあるので、料理には加減しながら使用する必要があります。

ラッカセイも南米が原産で、16世紀に初めてヨーロッパに持ち込まれたものです。インカの遺跡から出土したもののなかに、ラッカセイの果実を網模様にした金細工があります。リマの土産にこの細工のブローチを買って帰りましたが、今では孫の玩具になっています。

佐竹元吉

※1　メルカード（mercado）（132頁）
スペイン語で「市場」。

葷《くん》酒《しゅ》山《さん》門《もん》に入るを許さず

ニンニクの原産地は中央アジアのアルタイ山脈あたりと考えられています。その栽培の歴史は紀元前3千年に遡りますが、当時のエジプトからニンニクの粘土の模型が発掘されていることから、もっと古い時代から食されていたものではないかと考えられます。なお、佐竹元吉博士の「ピラミッドを作ったエジプトの食材」（106頁）のなかにもニンニクが紹介されていますのであわせて参照ください。

禅寺の門のそばには「不許葷酒入山門」（葷《くん》酒《しゅ》山《さん》門《もん》に入《はい》るを許《ゆる》さず）の石碑が建てられていて、ニンニクなど臭いのきつい物（葷）やお酒はご法度とされていました。これはニンニクの強壮作用が強いので煩悩が高まるためと解釈されています。

これほどまでに強い匂いを発するニンニクですが、畑に植わっている限りでは匂いはしません。

しかし一旦、葉や茎、球根などに傷がつくとあの強烈な匂いを発します。この現象は酵素の働きによるものです。ニンニクの細胞が壊れますとアリナーゼという酵素が出てきます。この酵素は匂いがしないアリインに作用し、匂いの強いアリシンなどの硫黄を含む成分へと変化させます。このため強烈な匂いを発することになります。ニンニクに関しては匂いが強いほうがよいとか、無臭ニンニクでも有効とかいろいろな意見が出されていますが、決着はついていない状況です。

ヨーロッパにおいてニンニクは、アテローム性動脈硬化症に対する医薬品や抗血栓薬に使われていますので、高脂血症に関連した作用が強いことが予想されます。実際に臨床試験が行われており、生ニンニクや乾燥ニンニク粉末などの1日1gくらいの投与で、血清コレステロールや中性脂肪が低下します。また、悪玉（low density lipoprotein：LDL）コレステロールは低下、善玉（high density lipoprotein：HDL）コレステロールは上昇傾向にあります。このような効果はアテローム性動脈硬化症や血栓症を改善する働きに関係しています。

アメリカの国立がん研究所が食品の機能を調査しました。これは動物に発がん性物質を与えて、野菜や穀物などを中心に抗がん作用を評価した、いわゆるデザイナーフーズ計画と称されるものです。結果、ニンニクの活性が一番強いとされ、ピラミッドの頂点に位置されました。

「ニラとモツ鍋」(244頁)でも少し紹介していますが、胃がん発症率が高い中国山東省の地域で、胃がん患者685人、胃がんにかかっていない人1131人の大規模疫学調査をアメリカ国立がん研究所と北京がん研究所が共同で行いました。その結果、ニンニクを多く食べている人はほとんど食べない人に比べ、胃がん発症のリスクが40%減少することが明らかになりました。

さらに別の疫学調査ではニンニクやネギなどのいわゆるアリウム属野菜を食べることにより、胃がんばかりでなく食道がんの予防効果があるとの報告がなされており、イタリアにおいても同様な疫学調査結果が出されています。

一方、アメリカアイオワ州での女性を対象とした疫学調査では、ニンニクを少なくとも週1回以上食べている人は、食べない人に比べて大腸がんの発生リスクが半減することがわかってきました。同様にオランダの研究では乳がんや肺がんの予防効果があるとの結果が出されています。

しかし、ニンニクにも副作用があります。生ニンニクは胃腸障害を起こすことがあり、続けて食べると赤血球が破壊され貧血を起こすこともあります。また、ワーファリンやバイアスピリン®を服用している場合、ニンニクをたくさん食べると出血が長引くことがあります。
　とはいえ、このような副作用があるにしても、明らかに消化器がんのリスク軽減につながるニンニクを中心としたアリウム属野菜を「ただ匂いが強烈だから」との理由で食べないのは、大きな損失を招くことになるのではないでしょうか。

正山征洋

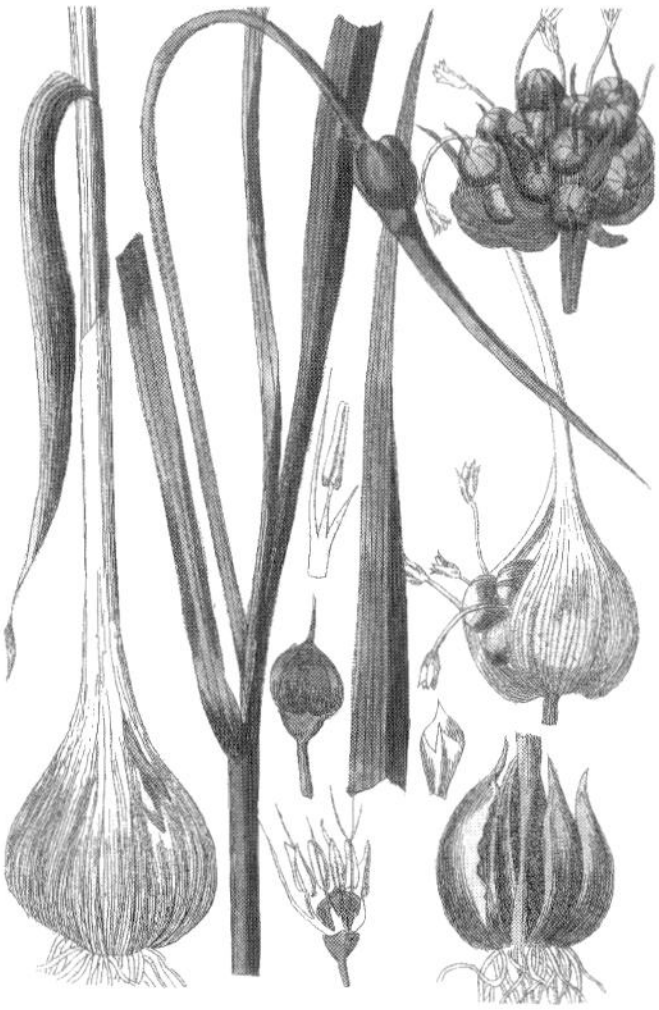

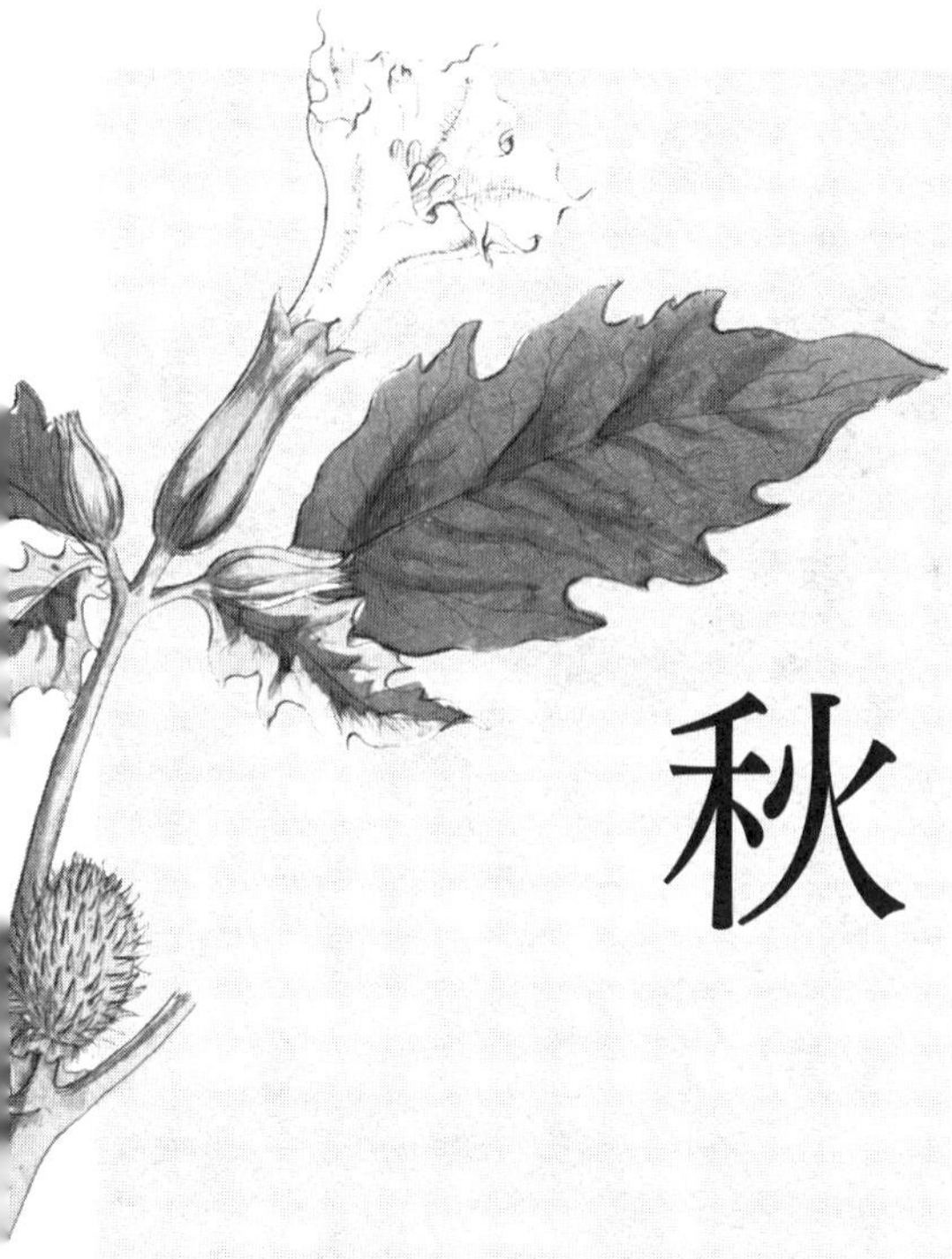

秋

菊は効くか

キクはキク科に属し最も進化した植物の一つです。原産地は中国で、中国に自生するチョウセンノギク（朝鮮野菊）とハイシマカンギク（這島寒菊）の自然交配種がキク（菊）として5～6世紀に現れたと考えられています。

中国では、五節句として人日《じんじつ》（1月7日）、上巳《じょうし》（3月3日）、端午《たんご》（5月5日）、七夕《しちせき》（7月7日）、重陽《ちょうよう》（9月9日）と続きますが、「重陽の節句」が菊に関わるものので「菊の節句」とも呼ばれ、後漢の時代に始まったといわれています。菊の花びらを酒に浮かべて飲み、不老不死を祈願しました。

唐代には、重陽の節句が非常に盛んに祝われるようになりました。また、日本への菊の渡来は奈良時代末期から平安時代初期といわれ、『源氏物語』には菊の籬《まがき》※1が造られていたことが記述されています。菊はなんといっても花卉《かき》※2としての重要性が高く、中国では唐代に品種改良が行われ、美しい花の園芸品種も育成されました。

日本では室町時代の屏風絵などに菊の絵が描かれますが白菊がほとんどでした。しかし、桃山時代には花色が豊かになってきます。江戸時代、特に元禄時代には、菊に関する多くの書物や絵図が出版され菊花の大きさ、花色など現在の品種と変わらない多様な菊が育成されました。

万延元（１８６０）年、有名なプラントハンターの一人であるロバート・フォーチュンが、ロンドンから江戸を訪れ菊花を見学し、多彩な種類に驚いたようです。彼は翌年、再度日本を訪れ多くの品種をロンドンへ送りました。これらの品種が現在ヨーロッパで栽培されている菊の原点となりました。

一方、菊の花や葉は古くからご紋としても活躍しています。奈良市にあります西大寺《さいだいじ》の舎利塔《しゃりとう》の金堂には、菊をあしらった透かし彫りが現存します。奈良時代の兜や鎧にも菊花が多く残っています。また、菊のご紋を皇室の紋と定められたのは後鳥羽上皇といわれています。

菊は食用としても利用されてきました。食用菊も改良され、黄色や紫色の甘菊、黄甘菊などが栽培されています。花は湯がいて酢の物として、また、刺身のつまとしてもよく見かけられます。葉は天ぷらが定番かもしれません。

先に、菊花の酒が不老長寿の薬酒として愛用されたことを述べましたが、前述の中国の節句、すなわち1月7日に菊の葉をとり、5月5日に茎を、9月9日に花をとり、それぞれを同量に混ぜ、粉末とし、酒に漬けて飲み続けると白髪が黒くなり、若返るといわれてきました。

菊花は「日本薬局方」にも収載される、れっきとした薬です。めまい、頭痛、片頭痛などに投与して頭をすっきりさせる効果があります。肝臓を強め二日酔いを解消する作用もあります。

菊花を配合した漢方薬としては、枸杞子《くこし》や地黄《じおう》などを加えた杞菊地黄丸《こぎくじおうがん》がよく知られており、視神経委縮による視力低下や疲れ目、また、目の充血などの眼病一般に広く用いられています。また、生姜《しょうきょう》、甘草《かんぞう》、釣藤鈎《ちょうとうこう》（カギカズラの棘《とげ》）、人参《にんじん》などとともに菊花《きくか》が配合される釣藤散《ちょうとうさん》は目の充血、片頭痛、高血圧などに適用されます。

菊はお花としてはよく使われますが、食べる機会は少ないかと思われます。古くから食され、また、不老長寿の妙薬として用いられてきた菊を、高齢社会となった現在、食卓において、さらにリキュールとしてもっと愛用しては如何でしょうか。

正山征洋

※1　籬（140頁）
一般に竹や柴などで目を粗く編んだ垣根のこと。
※2　花卉（140頁）
観賞用になるような美しい花をつける植物の総称。

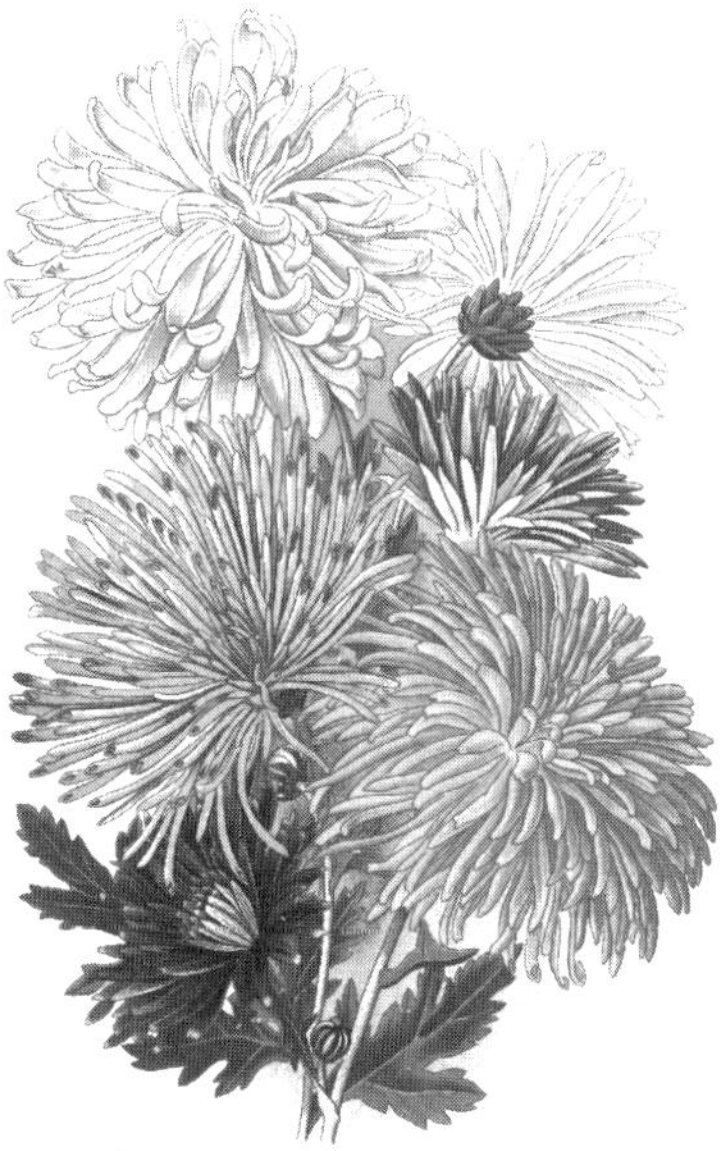

ザビエルたちが残したもの

日本人が食の異文化に接してその文化を導入・定着していく態様には、「じわじわ型」と「ドカーン型」の二つがあるようです。

日本列島古来の縄文時代における狩猟・採集型の食料供給社会から、中国大陸伝来の稲作を中心とした農耕栽培型の社会に変換していった経過、さらにその後の渡来民たちによってもたらされた新食材や加工品などの浸透定着などは、おおむね前者の「じわじわ型」の態様だったとみていいでしょう。

それに引き換え、天文18（1549）年にイエズス会宣教師フランシスコ・ザビエルが、キリスト教布教のために鹿児島に上陸したことに端を発する南欧食文化と日本人との接触は、まさに「ドカーン型」の典型だったといえます。というのは、この南欧食文化との接触の場合、ザビエルたちの日本上陸の目的はキリスト教の布教であって、食の文化は添え物にしか過ぎなかったからです。彼らはこの国に突然やってきて

「キリスト教に宗旨替えしなさい」というわけですから、日本古来の神主さんやお坊さんたちは「とんでもない」と激高するわけで、当然のことながら宗教戦争がはじまります。

ザビエル一行の出発はインドのゴア港からでした。けれども少しだけ、日本社会の風俗・文化に関する事前調査が足りなかったらしいです。日本人もインドや中国の広東あたりの住民と同じような人々だろうと考えていたらしく、日本に上陸してから早速農民たちから牛を買い上げ、屠殺《とさつ》して食用にします。

これが殺生禁断《せっしょうきんだん》の仏教、穢《けが》れを忌《い》む神道の人々から「卑《いや》しくも神仏に仕えるものが獣肉を貪《むさぼ》り喰《く》らうとは何事か！　ただちに放逐すべし」という非難の的になります。大体食行動は目に見えますから、肌色、言語だけでなく何を食べるかで人を差別することはよく起こることなのです。

このときもキリスト教と神道・仏教という宗教対決より、肉食vs.反肉食の食文化対決になって、最後にはキリシタン宣教師たちは墓場を掘り返して人肉をも貪るといった根も葉もない誹謗にまで行きつくのでした。キリシタン側は「家畜の肉を食べることは、神に許されたること」と主張しましたが、どうも衆寡敵《しゅうかてき》せずの感があって大衆に支持されたとはいい難いところです。それで織田信長の死後その後ろ盾が失われ、秀吉・家康の時代になって布教そのものが禁ぜられ、キリシタン関係者は国外追放されます。結局、日本が異文化と接触した期間はほぼ数十年でした。

しかし、わずか数十年といいながら、彼らが日本の食文化に残した足跡は小さくありません。そのうち現代にまで影響を与えている食事象をいくつか挙げてみましょう。

まず、カステラに代表される南蛮菓子、これは日本に始めて天火《てんぴ》という道具、そして蒸し饅頭とは違ったスポンジという食品テクスチャーをもたらしました。

次に卵を食べるという行動。それまで日本人は「鶏は神より遣わされた時告鳥《ときつげどり》」であって鶏肉も鶏卵も禁忌の食材でした。しかし人々はポルトガル人のまねをして徐々に卵を食べ始め、江戸時代後期には「玉子百珍[※1]」という料理書まで刊行されるようになります。そして現代、玉子焼きの入っていない駅弁を探すのは難しいでしょう。

もう一つはワイン。ザビエルは天皇に布教許可のお礼として、十数種の贈り物を用意してきていて、その中にワインが入っていました。けれどもその拝謁《はいえつ》は叶わず、最終的にザビエルが日本滞在中もっとも世話になった西国の守護大名大内義隆《おおうちよしたか》にそのワインを献上します。その後何人かのポルトガル人も信長、秀吉、家康らにワインを献上していますが、「ちんた酒（赤ワイン）は甘き味なり」という記録が残っていることから、このブドウ酒はポルトガルのオ・ポルト酒だったらしいです。このポルト酒とは、大航海時代に開発された長期保存可能な酒精強化ワインであって時代的にも符合します。

それとは反対に日本から彼らに影響を与えたことはあったのでしょうか？　ポルトガル人の一人ルイス・フロイスは日本人の食作法（膳組み、箸使い）の優美さに驚嘆して記録に残しています。けれどもそれがヨーロッパの食文化に影響を与えるというところまではいかなかったようです。

和仁皓明

※1　玉子百珍（146頁）
天明5（1785）年に出版された『万宝料理秘密箱《まんぽうりょうりひみつばこ》』という料理本の中にある「卵之部《たまごのぶ》」にあたる。珍しいたまご料理の記載部分のこと。

身近な素材から始まる食経験

日本の食経験を記すにあたり、まず古代社会での食生活を振り返ってみたいと思います。

狩猟生活の時代には、豊富な森林の恵み、木の実が主食でした。木の実はドングリ、クルミ、トチノキなどの落葉広葉樹からの贈り物でした。これらの木の実の多くは、そのままでは美味しく食べられないので、堅い殻を剥き熱湯で煮て、アク抜きをして食べたようです。

これに用いられたのが土器です。土器はアク抜きを要する木の実を煮たり、木の実を保存したりするために発明されました。焚き火の跡からカチカチに変形した粘土を偶然に見つけたことが、その始まりかもしれません。ドングリ類のアクは水溶性ですので、加熱と水さらしを重ねてアクを抜きました。縄文土器はそのために発達したと思われます。大型の縄文土器は大量のドングリのアク抜きに威力を発揮したのではないでしょうか。クルミやクリはアクが少ないので、そのままでも食べられます。クルミは脂肪分が多いので、よく乾燥させてから食べたことでしょう。縄文時代後期には、このような堅果《けんか》類のほか、クズ、カタクリ、ユリなどの球根も、ドングリのアク抜きと同じ方法を用いて食用にされたようです。

縄文人のゴミ捨て場である洞窟や貝塚には、動物の骨や貝殻が腐らずに残っています。鹿児島県の縄文遺跡である黒川洞穴《くろかわどうけつ》からは、イノシシやシカなどの動物、キジやガンなどの鳥類、カメ類、マダイやクロダイなどの魚類、ハマグリやアコヤガイなどの貝類等々が見つかりました。

縄文時代末期から弥生時代にかけて、イネの栽培（水稲《すいとう》）が日本に伝わりましたが、まだまだ米の生産量は少なく、堅果類と混食していたようです。稲作技術が確立してからは米が主食となりました。

弥生時代には畑作も発達したようです。イネの栽培技術をもとに、畑での植物栽培が始まり、ここに、日本人は本格的な農耕時代に入ります。弥生時代の畑作物の代表は麦類で、大麦と小麦が大部分を占めます。また、ヒエやアワ、豆類なども多く栽培されました。ウリ科の植物や果実類の栽培も始まり、弥生人たちの食生活は飛躍的に豊かなものとなりました。

古墳時代は、弥生時代に比べ、イネの栽培面積が非常に大きくなった時代です。米作りのためには、知識や統率力のあるリーダーのもとで家族を超えた地域の集団（共同体）で働くことが必要になりました。それを可能にしたのは、初めて日本列島を統一した大和朝廷の誕生によって、中国や朝鮮半島から進んだ文化や技術が伝えられたからです。

古墳～平安時代の神奈川県草山《くさやま》遺跡の土壌分析からは、コメ、アワ、オオムギ、クルミ、クリ、ウメ、モモなどの植物と、マイワシ、鳥やほ乳類などの動物成分が検出されました。当時の人々は穀物類を主食とし、動物性たんぱく質としてマイワシを結構食べていました。

文献のある食材は、『延喜式《えんぎしき》』から始まります。『延喜式』は、「養老律令」の施行細則を集大成した古代法典で、延喜5（905）年に編纂されました。

『延喜式』によると、宮内省の内膳司《うちのかしわでのつかさ》（朝廷の食膳を管理した役所）の条に、「諸国貢進御贄《しょこくこうしんみにえ》」、「諸国貢進御厨《みくり》御贄」などの項目があります。これらの項には各国に割当てられた食材をそれぞれ毎月（旬料）、正月元旦や新嘗祭《にいなめさい》などの節日（節料）、年に一度（年料）というように内膳司に直接納めることが規定されていました。

主な献上品として、紀伊《きい》では絹、鹿革、青苔《せいたい》、海松《みる》、海藻根《まなかし》、樽、大凝菜《こころふと》、大豆など、美濃《みの》では胡麻子《ごまし》、荏子《えし》、鹿革、油、白絹、樽、金漆《こしあぶら》などが挙げられます。

米は税金として扱われていたようです。租庸調《そようちょう》の「租」は、ご存じのように収穫の約3％を納めるもので、「2束《そく》2把《わ》」とか「1束5把」といわれるように、イネの状態で納められます。

植物の和名が確定したのは平安時代の『本草和名《ほんぞうわみょう》』です。江戸時代には、貝原益軒《かいばらえきけん》が『大和本草《やまとほんぞう》』にて、中国の『本草綱目《ほんぞうこうもく》』や『本草綱目啓蒙《けいもう》』の内容も含めて、食材や薬材についてまとめています。

佐竹元吉

イソフラボンの実力

大豆の原産地は中国東北部あたりと考えられ、中国における作物としてのスタートは紀元前3千年頃に遡ります。朝鮮半島、アジア諸国や日本にも古くから伝えられ、日本においても紀元前2千年頃からすでに栽培が行われていた形跡が報告されています。

一方、ヨーロッパへの伝播は近世になってからで、大豆は長い間アジアの限定食品であったことが理解できます。この歴史的背景、つまり食経験の差が生活習慣病の発症と大きく関係しています。

今までに大豆から650種におよぶ成分が確認されていますが、これらの中で生活習慣病に関係のある成分はイソフラボンです。この事実が明らかになったのは、大豆製品の食経験が長いアジア人と、ほとんど大豆を食べないヨーロッパやアメリカの人々の間で前立腺がんの発症率が違うことがわかり、その差が尿から排泄されるイソフラボンの有無に関係していたからです。すなわち、アジアでは前立腺がんによる死亡率がヨーロッパやアメリカに比べかなり低いことがわかってきました。女性の乳がん死亡率も然りです。

また、前立腺がんも乳がんもアジア人の場合、転移が少ない「静かながん」といわれています。何故でしょう。これはイソフラボンが女性ホルモンであるエストロゲンに似た構造であり、女性ホルモン作用を持つためです。

強さは当然ながらイソフラボンが弱く千分の一程度ですが、大豆製品を食べてイソフラボン量が十分に補充されていれば、エストロゲンが受容体に直接強く結合することを和らげ、乳がんの発症を抑えていると説明できます。

前立腺がんの場合は、常時弱い女性ホルモンが作用することにより、前立腺がんを予防し、潜在型のままで、転移のない静かな状態が長く続きます。

WHO（世界保健機関）による循環器疾患と栄養に関わる国際共同研究である「カーデイアック・スタディー」（cardiac study）では、食と健康・長寿の関係について26か国・60地域で広範な疫学調査が行われました。それによりますと大豆を食べることにより、更年期以降の女性の血圧やコレステロール値の上昇を抑え、脳卒中予防に役立っていることがわかりました。

また、骨粗しょう症も同様にイソフラボンにより軽減されるのです。

それでは1日にイソフラボンをどのくらい摂《と》ったらよいのでしょう。大豆はいろいろな食品に含まれますので、そのトータルになりますが、内閣府食品安全委員会によると、1日摂取量の上限値が70～75mg/日となっています。日本人のイソフラボン摂取源は豆腐が約50%で、続いて納豆が約20%、味噌が約17%です。

ちなみに、イソフラボン含量はそれぞれ1gあたり豆腐が0・5mg、納豆は1・3mg、味噌で0・4mgです。意外と含量が多いのがきな粉で、1gあたり2・6mgとなっています。筆者が「きな粉牛乳フルーツ」スムージーを十数年続けている所以です。

和食が無形文化遺産となりました。その一方で、食生活の欧米化が依然として進んでいることも事実です。このような時代にあって、多くの有用な機能を持ち合わせている大豆を豊富に使った和食を食卓へ取り入れることを進め、生活習慣病予防に努めることが医療費削減に資すると考えている人は意外と多いのではないでしょうか。

正山征洋

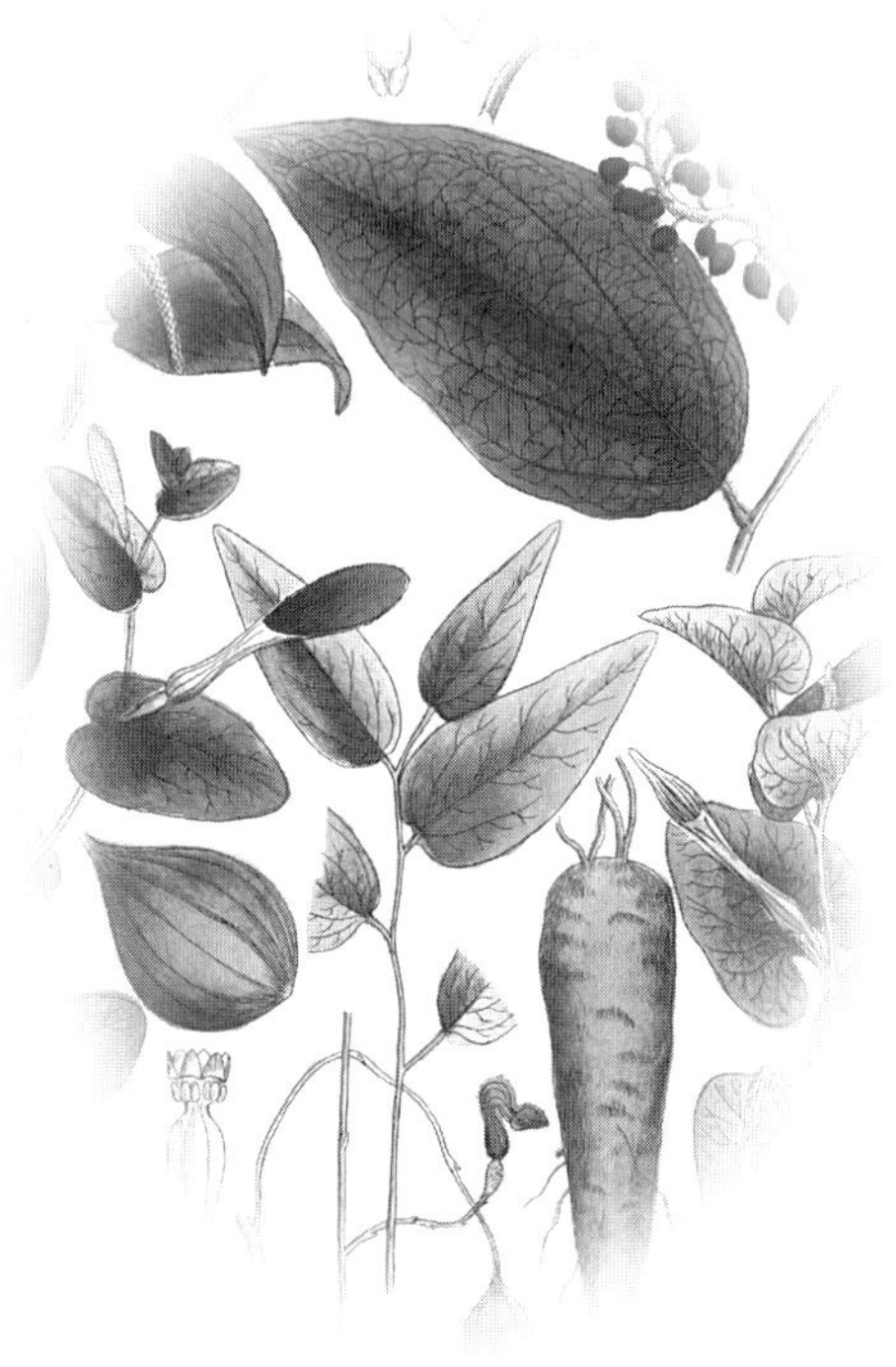

インダス文明を支えたウコンの力

胃腸薬や黄色の原料として知られているウコン（ターメリック）はカレー粉にも入っており、カレーの黄色はウコンの色素、クルクミンによるものです。

ウコンは、大きな葉が10枚ぐらい根から直接出ていて、その中に花の茎も出ています。ウコンの類は、開花期と根茎の切断面の色、葉の色の特徴から主に3種類に分けられています。一つ目は「秋ウコン」（鬱金《うこん》）で、花は初夏から秋かけて咲き、切断面は濃黄色から橙色です。二つ目、春から初夏に開花するのは「春ウコン」（姜黄《きょうおう》）で切断面は黄白色です。この2種類の葉は緑色ですが、三つ目の「紫ウコン」（莪朮《がじゅつ》）は葉の下部に紫色の模様があり、根茎の横断面は青白色です。なお、日本で一般にウコンといわれているのは、秋ウコンのことです。

ウコンの食経験は、インダス文明に始まります。食経験は口から入るものに関して記録があるものですから、薬も食経験の一つと考えられます。インダス文明の医術であるアユルベーダの古典医学書『スシュルタ本集』（"THE SUSHRUTA SAMHITA"）の中で、ウコンは「血液が流出せざる場合に使う」とか「鎮静効果をもつ植物」として紹介されています。ヒンドゥー教ではウコンは神聖な植物として考えられているそうです。人々が身につけているお守りや儀式に使われる糸はウコンで染めています。

インドでは紀元前5世紀頃、ウコンは仏陀の護摩壇に捧げる植物とされていました。また、インドの結婚式ではウコンを火にくべて結婚のお祝いをします。インドの人たちは、神聖なウコンで、人生の出発に力を借りているようです。

ウコンは、肝機能を向上させる、胆汁の分泌を促進させる、食欲を増進させる、血流を改善する、免疫力を高める、腸内環境を整える、脳機能を活性化させるなどの効果があるといわれています。

ウコンの黄色の部分はクルクミノイドといわれるポリフェノールの一種で、3種類の混合物、クルクミン、デメトキシクルクミン、ビスデメトキシクルクミンからできています。これらが活性を示す化合物です。

このクルクミンを指標にして「日本薬局方」の定量用クルクミンを作ったことがありました。しかしながら、クルクミンを精製していっても混合物になってしまいました。これはクルクミンの化合物の構造式によるもので、クルクミンには二つの互変異性体であるケト・エノール体が存在し、結晶（固体）になるとケト体、溶液中ではエノール体になります。なお、固体より溶液中においてのほうがエネルギー的に安定します。

クルクミンは酸性～中性溶液下では黄色ですが、アルカリ性の溶液では赤色です。ウコン色素としては鮮やかな黄色が有名ですが、酸性～中性条件の溶液中では明るい黄色を、弱酸性（アルカリ）条件では赤褐色（赤茶色）を呈します。

ウコンと同様に赤色の色素を持つものにベニバナ、サフランがあり、料理の色付けに使われています。

１９９３年、アメリカでターメリック（ウコン）の治療目的使用が特許にされたことがありました。これに対しインド政府は、ウコンは伝統的知識で、アユルベーダで広く用いられている治療方法であるので特許にはならないと主張し裁判を起こしました。結果、原告インドは巨額の訴訟費用を負担して、特許を無効にすることができました。生物多様性条約が発効する前の特許裁判事件でした。

ウコンは南アジア諸国でよく使われる香辛料ですが、はるか昔からその薬効が知られていたもので、特許が継続している各国では大きな被害が出てしまいました。

このような問題は薬だけに限られたものではありません。例えば、インドで数千年の間、食されてきたバスマティという米がありますが、１９９７年にアメリカのライステック社が特許を取得しました。インド政府は怒って、特許の取り下げの裁判を行い、どうにか勝利することができました。このような伝統知識は今日では生物多様性条約で保護されることになっています。

日本への導入は16世紀頃、中国から琉球王朝に伝わり、王朝専売品として高貴薬や着物の染料、食品の着色料として使用されました。慶長14（１６０９）年に琉球王朝が薩摩藩の支配下に入り、染料や生薬として全国的に流通されました。現在、沖縄ではウッチンの名前で食用にされています。

佐竹元吉

紫式部はチーズを食べたでしょうか

11月11日は「チーズの日」です、と聞くときっとその日は、日本で最初にチーズが作られた日だろうとか、日本に始めてチーズが輸入された日だろうと考える人が多いのではないでしょうか。ところが、この日を「チーズの日」と決めた経緯にはちょっと歴史的な背景があります。

古代日本で作られていた乳製品の一種に「蘇《そ》」と呼ばれるものがあります。この「蘇」とはどんな乳製品だったのか、これについては平安時代に編纂された『延喜式《えんぎしき》』という古文書に記録があり、「蘇は牛乳大一升を煎じて小一升を得る」というものでした。それで多くの人は、牛乳を煮詰めて十分の一にするのですから、今の煉乳の濃いようなものだろうと考えました。

しかしこの推測には初歩的なミスが隠されています。というのは、牛乳中の固形分は大体13％以上ありますから、黒焦げになるまで煮詰めたところで十分の一にはならず、食べ物にはなりません。

それで最近これは豆乳から湯葉を作るように、ゆっくり加熱して表面に浮かんだ皮膜を掬《すく》うのではないか、と考えられるようになりました。これで作ると確かにほぼ十分の一になります。この湯葉法で作った「蘇」は、脂肪、たんぱく質の多いちょっとクリームチーズのような味わいのものになりました。

こうして作られた「蘇」は、東は常陸国《ひたちのくに》（栃木県）から西は大宰府《だざいふ》（福岡県）まで、全国47か国で作られていて、数年交代で朝廷に貢ぎ物として献上されていました。

この「蘇」に関する日本最古の記録は、『右官史記《うかんしき》』という古文書です。文武天皇4（700）年10月に公布された、「蘇を造らせるように使者を派遣しなさい」という1300年以上前の古記録でした。これを見つけた現代人が「これはいいや」と、この古文書の日付の10月を旧暦から新暦に読み替えて11月11日を現代の「チーズの日」に決めたのです。ですからこの日とは、なんと日本の古代チーズの最古記録記念日なのです。

ではこの「蘇」という食べ物はどのように食べられていたのでしょうか？

先ほどの『延喜式』では、地方から献上された「蘇」は朝廷の典薬寮《てんやくりょう》に納めなさいと規定されていました。これは現代の厚生労働省の医薬を担当している部署に納入せよということと同じです。ですから日本の古代チーズ「蘇」とは、当時最先端の健康機能食品だったのですね。まあ、今から1300年ほど前の、日本全体が貧栄養だった社会におけるチーズなのですから、特上の栄養食品だったと考えて間違いありません。

ところで、紫式部、清少納言などの平安朝の才女たちは、果たして「蘇」なる古代チーズを味わうことができたのでしょうか。

この時代、貴族たちの日記が結構残されていて、それを覗いてみると「蘇」が出てきます。どうやらお正月の新年宴会とか右大臣、左大臣の就任祝賀会などに、「蘇」と「甘栗」がお祝いの品として朝廷から下し置かれたようです。この勅使である「蘇甘栗使《そあまぐりのつかい》」という仕事も結構格式の高い仕事だったらしく、使節の服装からお供の人数まできちんと決められていました。

当時の宴会は三部構成で、献盃など格式ばった「拝礼」に始まり、そして「宴の座」が一次会、二次会の無礼講が「穏の座」という形式でした。「宴」から「穏」に移る小休止の時間が「立礼の場」で、このときに拝領の「蘇」「甘栗」などが供されました。現代的にみれば、二次会前の肝臓補強薬といった感じです。全く一緒ですね。

「蘇」はともかくとして、なんでここに「甘栗」が？　と思うでしょう。これはまだ推測の範囲ですが、この「甘栗」とは、現代の天津甘栗とは違って、栗の実を古代の甘味料「あまずら」で甘く煮た、いわば平安朝のマロングラッセではないかと考えています。

当時の宴会では供されたものは持ち帰ることができましたから、推測すれば、貴族社会に身を置いていた紫式部も清少納言も、お父さんのお持ち帰りの古代チーズ「蘇」と平安のマロングラッセ「甘栗」をそっと味わったに違いありません。「アラ、コレハ、お肌にいいかも」とおっしゃったかも？

食経験探索の歴史にはこんなロマンもあるのです。

和仁皓明

マリファナの歴史

大麻とはアサの葉や花穂を集め乾燥したものをさします。アサはアサ科に属する一属一種の雌雄異株で一年生草本です。植物学的にはホップに近い属です。

アサは繊維、油脂、薬物生産の目的で人類と最も深い関わりを持つ作物の一つとみなされています。ギリシャのヘロドトス（紀元前484～425年頃）の著書『歴史』には、紀元前4千年頃にロシアのボルガ流域でスキタイ人により栽培されていたと記されています。また、中国の『書経《しょきょう》』（紀元前500年）には、雌雄異株に関わる記述がみられます。

日本では、「大宝律令《たいほうりつりょう》※1」の賦役令《ぶやくりょう》※2で麻布が加わっています。これに関連して、日本各地に麻の付く地名が多く、例えば麻田《あさだ》、麻生《あそう》、麻布《あざぶ》、大麻《おおあさ》、嘉麻《かま》、麻宇那《あそうな》、美麻《みあさ》、赤麻《あかま》、美麻《みあさ》等々で、繊維作物として、また、油糧作物としてアサの栽培が広く行われていたことが伺えます。

繊維作物として栽培されたアサには大量の果実が実ります。中国では、『楚辞《そじ》』※3によると、イネ、ムギ、マメ、キビにアサが加わり、五穀に数えられていました。その中でアサの果実は「麻子仁《ましにん》」と呼ばれ、重要な油糧原料の一つでもあります。また、七味唐辛子に入れたり、小鳥の餌としたり、さらに、中国ではスナックとして食べたりしています。

アサの葉や花穂を薬物として使用してきた歴史も古く、前述のヘロドトスの著書にもスキタイ文化圏で陶酔薬として用いられていたことが記されています。イラン北部で編纂されたゾロアスター教の聖典『アヴェスター』には薬物として、また宗教的な儀式のため用いられたことが書かれています。

イスラム黄金時代になって大麻が快楽のために用いられるようになり、ヨーロッパやインドへのイスラムの進出により大麻喫煙の風習が急速に伝播していきました。11～13世紀、イスラム教徒のニザリ・イスマイリ教団は長老が若者を誘い入れ、大麻を与えて快楽を覚えさせ、その若者たちを暗殺に送り出したといわれています。暗殺に出かける前の晩はテントの中で大麻を燻《いぶ》し、狂暴な意識を植え付けました。このような集団は「ハシーシン」と呼ばれ、assassin（暗殺者）の語源となっています。

こうして、ヨーロッパに伝わった大麻の喫煙は十字軍の遠征により一気に広まっていきました。

医薬品としてのアサについて歴史を紐解いてみますと、果実は「麻子仁」と称して下剤を目的に麻子仁丸《ましにんがん》や潤腸湯《じゅんちょうとう》などの漢方薬に配合されます。一方、葉や花穂は古代イランのマギ[※4]の幻術を基礎とした外科手術において用いられました。また、中国では後漢末期の医師華佗《かだ》により麻酔薬の一種である麻沸散《まふつさん》を用いた開腹手術が行われています。

近代になり多くの国で大麻を鎮痛薬、鎮痙薬、睡眠薬などの医薬品として扱ってきましたが、大麻禍《か》の拡大によりほとんどが禁止となりました。わが国も然りで、昭和25（1950）年以降は薬物ではなく「大麻取締法」の規制対象となっています。医師の処方箋により薬物として使用可能なオランダやアメリカの一部の州では、鎮痛目的のモルヒネとの併用により、モルヒネの使用量を減らし、耽溺《たんでき》の発現を抑えることも行われています。その他、がん患者の食欲不振や子どもに対する鎮吐《ちんと》作用を目的に使用されることもあります。

大麻に関しては「大麻取締法」により厳しく規制されています。

「大麻取締法」では、カンナビス・サチバ・エル（アサの学名：*Cannabis sativa*）の葉、花穂、若い茎、および製品を規制しています。アサの繊維、果実は規制対象ではありません。

筆者ら大麻研究者は、幻覚を起こす主活性成分であるテトラヒドロカンナビノールを含まない品種を育成し「無毒大麻」と名付け、栃木県の繊維専用種との交配種「とちぎしろ」を世に送り出しました。一方では、テトラヒドロカンナビノールを作り出す生合成酵素をクローニングし、その酵素たんぱく質のX線解析を行い、全立体構造を明らかにし、テトラヒドロカンナビノールを作り出せない方法も示しましたが、「大麻取締法」は植物に関わる法律ですので、幻覚作用成分を含んでいない品種のアサも規制の対象となります。

最近は「医療大麻」という文言が広まり、また、食品の領域では果実のオイルを「ヘンプオイル」と呼び、大麻成分が混入しているとのふれこみで急速に広まっています。これらの領域では「大麻取締法」に抵触するか否かの議論が高まり、今後大きな混乱をもたらすものと受け止めています。

正山征洋

※1　大宝律令（164頁）
大宝元（701）年に制定された律令政治の基本法。
※2　賦役令（164頁）
調・庸などの税品目、賦課基準や徴収事務関連についてまとめられている。
※3　楚辞（165頁）
中国、戦国時代の楚に起こった韻文文学、およびその系統の韻文を集めた歌謡集。前漢の劉向《りゅうきょう》編。
※4　マギ（166頁）
国の宗教儀礼を司っていた祭司階級の呼称。

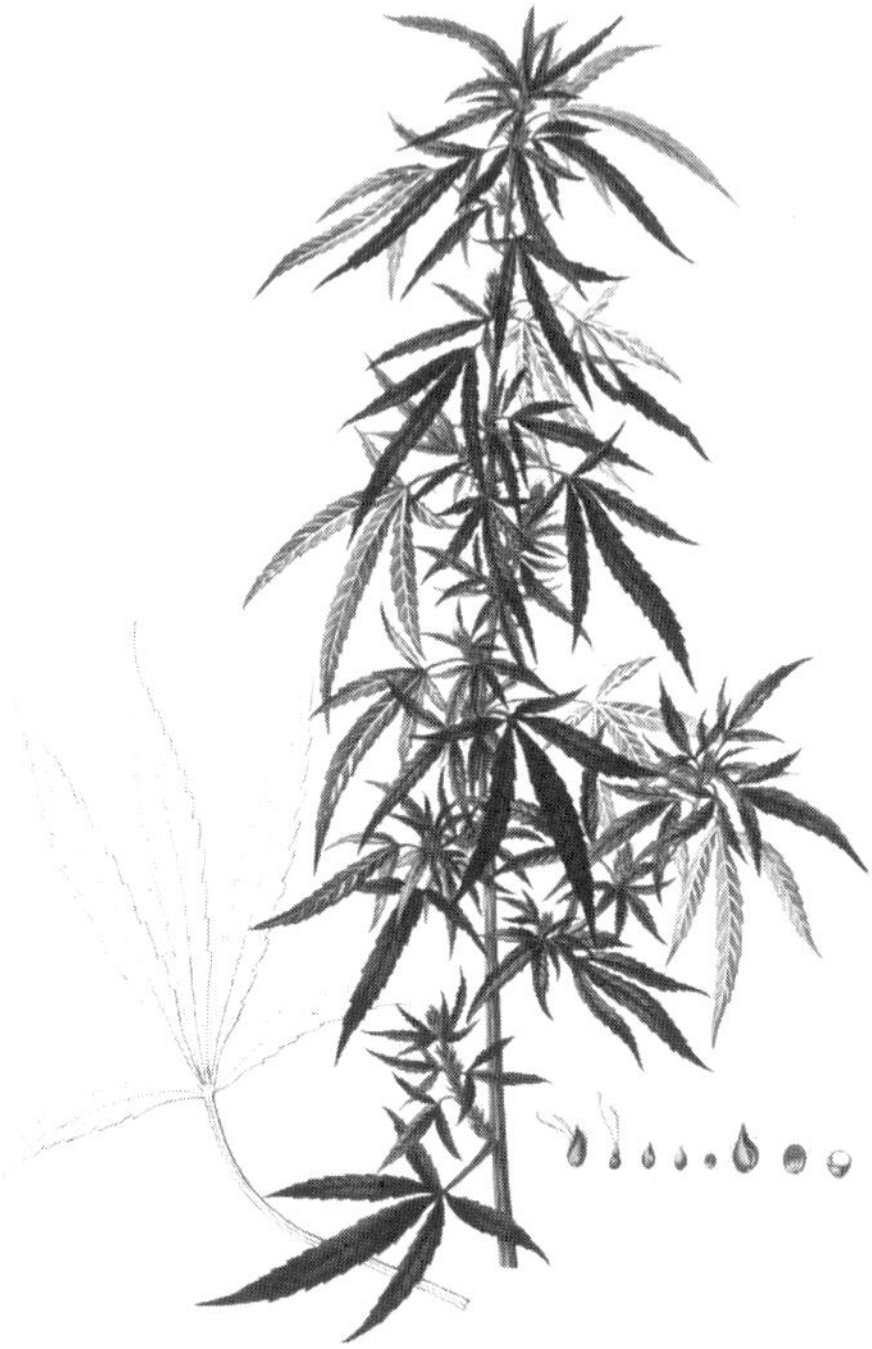

武帝の功績

私がハトムギに興味を持ったのは、コメの生産過剰に減反政策がとられ、ハトムギが転換作物とされた1980年頃です。ハトムギには鳩麦、八斗麦、トウムギ、ショコクムギ、チョウセンムギなど、古くから多くの呼び名がありましたが、ちょうどその頃からハトムギを使った健康食品が多数出回るようになりました。

その後、筑波薬用植物栽培試験場に転勤になったので、薬用としてのハトムギの栽培研究を始めました。筑波で持っていた薬用のハトムギ種子と入手可能な世界中の種子を集めました。種子の形は卵形から長卵形で、大きさはタイの種子が最も大きく、次に大きいのが中国南部のもので、日本と朝鮮半島の種子が最も小さいものでした。噛んでみると、日本とタイのハトムギはもち米のように歯に粘りつき、中国産には粘りつくものと粘つかない「うるち型」がみられました。また、一般的にはハトムギの果皮は柔らかいのですが、中国産には硬いものもみられました。

これらの種子を畑に蒔き、栽培してみると、タイ産以外のものは結実しましたが、タイ産のものは開花せず、茎は3mくらいまで成長して枯れてしまいました。そこで、温室内で播種してみると、3か月後には開花して大きな実を付けました。このことから熱帯植物には高温の環境が必要であることがわかりました。また、果実の大きいものを作るために、日本種とタイ種の交配を試みますと、屋外の畑で開花、大型の果実がつきました。これが新種苗「はとろまん」となり、品種登録されました。特徴は種子が大きく、穂のように果実が付くので収穫が容易です。

日本のハトムギで、北国でも栽培しやすく改良された新種苗が「北のはと」です。現在、北海道の農協で栽培されています。最近では、ハトムギは炊飯用やフレーク状にして健康食品としても流通しています。

ハトムギの学名（*Coix lacryma-jobi* var. *ma-yuen*）に前漢の武将の馬援（Ma Yuan）の名前が付けられているので調べてみると、馬援は前漢の武帝の命で、ベトナムを制圧した将軍です。このとき将軍が中国に持ち帰ったのがハトムギであるといわれています。ベトナムを含むインドシナ半島はハトムギ類の原産地であり、コメの原産地と同じ地域です。ミャンマーのインドジー湖には水生のコメとハトムギ類が水中深く根を下ろし、10mほど茎が伸びていました。

東南アジアでは、現在でも、ハトムギを粥やスープにして食しています。それが、約2千年前、中国の西安（長安）に持ち帰られ食用にされたと思われます。

後漢の時代に書かれた薬の辞典の『神農本草経《しんのうほんぞうきょう》』では、ハトムギは薏苡仁《よくいにん》と書かれ、滋養強壮作用がある上薬《じょうやく》（上品《じょうほん》）とされていました。また、明の時代に書かれた『本草綱目《ほんぞうこうもく》』では胃腸薬であり、風邪にも有効であり、体内の毒をとると書いてあります。

江戸時代の貝原益軒《かいばらえきけん》の『大和本草《やまとほんぞう》』では、穀類に分類され食用とされていましたが、薬効があるとされています。日本最古の農業の教科書である宮崎安貞《みやざきやすさだ》の『農業全書《のうぎょうぜんしょ》』〔元禄10（1697）年〕には、ハトムギが「五穀の類」の一つ「薏苡《よくい》」として書かれています。

ハトムギは、原産地インドシナ半島では食品として用いられ、中国では『神農本草経』の上薬《じょうやく》として薬の役割を確立してきました。日本では民間薬として、利尿や痛み止め、痰とりや咳止めにも使われました。現在、使われている漢方処方に麻杏薏甘湯《まきょうよくかんとう》や薏苡仁湯《よくいにんとう》があります。いずれも、関節痛、疼痛、イボ、手足の荒れに使われています。

かつて、相模女子大学の栄養科の学生が、３か月間、ハトムギをネズミに食べさせ続ける実験をしたところ、対象の動物の身長が伸びず、成長障害がみられました。この原因を解明するために、ハトムギのアミノ酸分析を行ったところ、ハトムギにはリジンとトリプトファンが少ないことが判明しました。リジンとトリプトファンの欠乏は、ハトムギの近縁のトウモロコシ類に類似していました。

トウモロコシといえば、昔トウモロコシを主食としていた地域でナイアシン、またはトリプトファンの欠乏症であるペラグラが発生したことが知られています。アメリカではリジンとトリプトファンを添加した食品が販売されています。

どんなに健康によいものでも、同じものを大量に食べ続けることは健康障害を起こすことがあるので注意が必要です。

佐竹元吉

ギンコビロバ

外国では「ギンコビロバ」という言葉をよく耳にします。これはイチョウの学名 *Ginkgo biloba* をさしています。イチョウの仲間は2億年くらい前に地球上に出現し、広く自生していましたが、6500万年ほど前の恐竜の絶滅と同時期に大部分の古いタイプのイチョウが絶滅してしまいました。そのようななかで、1種のイチョウだけが残り現在に至っていることから、現在のイチョウは「生きた化石」ともいわれています。

イチョウは雌雄異株《しゆういしゅ》で一属一種の落葉性高木植物です。現在の種の原産は中国とされていますが、絶滅を免れた種が中国に残っていたものと考えられます。

日本でも古いタイプのイチョウの化石が出土しているため、自生していたことは明らかですが、一時期完全に消え去りました。仏教の伝来とともに再びイチョウが日本に蘇り、現在では北海道から九州まで広く植栽されています。

一般に、裸子《らし》植物は受精して種子を作ることが知られていますが、イチョウも同様に精子により受精が起こることを明治29（1896）年、平瀬作五郎《ひらせさくごろう》博士が発見しました。このイチョウ精子発見の木が東京大学の小石川植物園にそびえています。

イチョウの場合、種子のもとになる胚珠《はいしゅ》に花粉がつくと、花粉は胚珠の中に吸い込まれます。花粉の中で移動性の精子が発生し、胚珠に移動して受精することで銀杏《ぎんなん》となります。

イチョウは極めて古い植物なので、その種子である銀杏の食経験も長いものと予想されますが、意外にも11世紀頃、欧陽脩《おうようしゅう》による『欧陽文忠公集《おうようぶんちゅうこうしゅう》』における銀杏の紹介が最初です。李時珍《りじちん》が1596年に出版した『本草綱目《ほんぞうこうもく》』にも収載されていますが、薬効は少なく、結核や咳止めに用いることが書かれています。

しかし、銀杏は古来より好んで食べられたものと容易に推測できます。その証拠に、多食して嘔吐、意識不明、眠気、恐怖感、ひきつけ、痙攣など中枢系の中毒症状が起こることが多くの文献に示されています。ちなみに、成人だと40～300粒の銀杏を食べることで死亡する例も起こり得るとの記載があります。

現在では銀杏は茶碗蒸しに入れるのが定番で、その他スナックとして酒の肴としても好まれます。なお、果実の外側の果皮は、ウルシやハゼに含まれるかぶれの原因物質であるギンコール酸などを含み、ひどいかぶれを起こします。

一方、イチョウ葉の食経験は見られません。果皮同様かぶれの原因物質が含まれていますので要注意です。イチョウ葉のユニークな成分として「ギンゴリド」と命名されたジテルペン類の構造が１９６０年代に日本の研究者により明らかにされました。その後、同様にイチョウ葉に含まれるフラボノイドと相まって薬理学的な研究がドイツで引き継がれ、現在では「ギンコビロバ」（イチョウ葉エキス）という名前のＯＴＣ医薬品（一般用医薬品）となっています。

イチョウ葉エキス中のギンゴリドなどの成分は脳循環作用をスムーズにし、さらに血栓をつくらせない作用を持ち、脳梗塞予防の効果もあります。また、フラボノイド類が抗酸化作用を持っていますので、脳血管や脳細胞が酸化バーストによりダメージを受けるのを抑える効果があります。このような作用から、アルツハイマー型認知症や加齢による記憶障害に有効なことが明らかとなっています。

しかしながら、前記の血栓をつくらせない働きが悪さをすることもあります。脳梗塞予防・治療のためにワーファリンやバイアスピリン®を飲んでいる人は少なくないと思いますが、それらの医薬品と併用しますと、作用が強まって血液が止まらなくなることがありますので、この点は要注意です。

街のいたるところで見かけるイチョウですので、自分で煎じて飲みたくなることでしょう。しかし、イチョウ葉エキスを作るには、先に述べた通り、かぶれを引き起こすギンコール酸などの成分の抽出を抑えて、有効成分であるギンゴリド類やフラボノイド類を主に抽出するように工夫がなされています。従いまして、イチョウの葉を自己流に煎じて飲むとかぶれ成分により口の中や食道がただれることがありますので注意が必要です。

正山征洋

タロとポイ

太平洋の日付変更線の西側にあるのがサモア独立国（通称、サモア）で、東側にあるのがアメリカ領サモアです。サモアは１９９７年まで「西サモア」と呼ばれていました。その頃、西サモアに薬用植物の調査に行ったことがありました。この周辺の国々の成人は、太っている人が多い。サモア系アメリカ人の元大関小錦の体型は、現地では普通であって、決して目立つ体格ではありません。飛行場では航空機の重量制限のため、荷物の重さだけでなく、荷台で搭乗者も計量させられるそうです。

どうしてこの地域の人たちの体格が大きいのか不思議で、食べ物を調べてみました。野菜市場では、黒褐色の太い根棒状のタロイモが一番多くみられ、このタロイモがサモアの主食でした。

タロイモは、ポリネシア語に由来し、「タロ（taro）」と呼ばれていたものが、そのまま英語になりました。日本ではサトイモとして知られていますが、世界中ではタロイモの名が一般的であり、ポリネシア文化が残る地域であるハワイや、東南アジアなど幅広い地域で食されています。

タロイモは、紀元前5千年頃から食されていたようです。タロイモの原産は、インドネシアか、パプアニューギニアの高地ではないかといわれています。これがポリネシアで広く栽培され、サモアやハワイの人々の主食になりました。

タロイモの球茎《きゅうけい》から作られた料理を、ハワイでは「ポイ（poi）」と呼び、ポリネシアの主食とされています。ポイは、焼くか蒸すかした球茎を粘りが出るまですり潰したものです。すり潰すときや食べる際には、液状あるいはパン生地程度の固さなど、好みの程度になるように水が加えられます。なお、サモアにおけるポイは、熟したバナナとココナッツクリームから作るデザートのことをさします。

タロイモは栄養的にジャガイモよりも栄養価が高いとされ、ほぼ3倍の食物繊維があり、消化を助けています。また、ビタミンC、ビタミンEとビタミンB群、およびカリウム、カルシウム、マグネシウム、マンガン、銅も含まれています。タロイモの皮を剥きますと、中身の実にはぬめりがありますが、このぬめりに含まれる成分には、胃腸を保護し、内臓の機能を高める働きがあり、血糖値などを下げる効果もあるとされます。この栄養価の高さにより、巨人の体格が作られたといえます。しかし、タロイモを食する際は煮沸することが大切です。もし、その煮沸を怠ると、健康障害として、シュウ酸カルシウムによる腎臓結石、痛風、その他の合併症につながることがあります。

タロイモの学名は*Colocasia esculenta*で、ポリネシアなどで食されているタロイモには子イモができず、食べる部分は主根です。

タロイモは縄文時代に大陸から日本に伝播し、サトイモの名称で知られており、国内にはさまざまな種類があります。日本のサトイモは、タロイモの種類の中で最北の位置に栽培されているものとされ、大きさはこぶしより小型のものが多いようです。

日本のサトイモは食料として、三つの形（種類）があります。

⑴子イモがあまりできず、親イモを食べる種類

この種類には「京いも（タケノコイモ）」があります。大ぶりで長いサトイモで、親イモが、タケノコのように地上に生えてきます。

⑵主に子イモを食べる種類

これには、「土垂《どだれ》」があります。葉がよく伸び、土にまでも垂れるので、土垂と呼

で呼ばれています。煮崩れしにくく料理しやすい品種です。「石川早生《いしかわわせ》」は、早生品種で衣被《きぬかつぎ》ともいわれます。

(3)子イモと親イモの両方を食べる種類

「八頭《やつがしら》」、「セレベス（赤芽イモ）」、「エビイモ」があります。八頭の親イモはゆっくり成長し、小イモの成長が早く、親イモと小イモがくっついたままとなります。セレベスは、インドネシア、スラウェシ島原産のサトイモであり、芽が赤みがかっていて、親イモ・子イモともに大きくなります。エビイモは、もともとは唐イモという品種で京料理では有名です。また、「八頭」や「セレベス」などの葉柄（ズイキ）は美味しく食されます。

日本では、サトイモは主食になることはなく、副食として調理されているので、体格に影響を与え、サモア人たちのように大きくなることはないでしょう。

佐竹元吉

めしべのスパイス

サフランはアヤメ科に属する地中海沿岸原産の多年生草本です。サフランの名前と似ている植物にサフランモドキ（ヒガンバナ科）やイヌサフラン（ユリ科）が知られています。いずれもアルカロイドを含んでおり、有毒植物にリストアップされています。

また、間違いやすい植物として春咲のクロッカス、偽物として用いられるベニバナなどがあります。これは後述の通りサフランが古来より高価で貴重なスパイスや染料であったためだと思われます。古代ギリシャでは、サフランで染色した黄金色の衣服は王族のみにその着用が許されていたといわれ、最も高貴な染料として今に伝えられています。また、スパイス、薬用としての歴史も古いとされ、紀元前１７００年頃の作といわれるクレタ島（ギリシャ）のクノッソス宮殿に残る壁画にサフラン摘みの画が残されています。このことからサフランは、とても長い食経験を持ったものといえます。

歴史が移って、1世紀、古代ギリシャのディオスコリデスにより著された『マテリアメデイカ』にも記述があります。それによりますと「新鮮なものほど良く、二日酔い、血行不良、子宮薬、便通薬、強精薬である」と示されています。

中国へは13世紀頃に導入されたといわれ、「蕃紅花《ばんこうか》」や「藏紅花《ぞうこうか》」と呼ばれています。李時珍《りじちん》により著された『本草綱目《ほんぞうこうもく》』によれば「心憂鬱積《しんゆううっせき》、気悶して散ぜぬものに血を活かす。久しく服すれば精神を愉快にする。また、驚悸《きょうき》を治す、驚怖《きょうふ》し、恍惚《こうこつ》たるには、サフランを水に一夜浸して服す」とあり、精神的な作用が強いことが示されています。このような記述から、サフランはスパイスというよりも薬用としての重要性がクローズアップされるかと思います。

サフランの花には3本の雄蕊《おしべ》と先が3本に分かれた雌蕊《めしべ》があります。雌蕊のみを集めたものがサフランです。9万~10万個のサフラン花から5kgの新鮮な雌蕊が収穫され、乾燥すると約1kgのサフランとなります。これには大変な手間がかかるので高価なものとなっています。世界全体では年間約200tのサフランが生産されており、最大生産国はイラン（約180t）で、ギリシャ、スペインと続いています。ちなみに、日本での生産は30kg前後を推移しています。

日本におけるサフランに関わる歴史的な背景をみますと、明治16（1883）年にサフランの球根がヨーロッパから日本へ導入され、栽培がスタートしました。明治40（1907）年には他に類をみない屋内栽培という画期的なバイオテクノロジーが、豊後竹田《ぶんごたけた》（大分県）の吉良文平《きらぶんぺい》により開発され今に至っており、雨にあたることなく収穫できるため、品質がよいことで知られています。歴史を少し遡りますが、サフランは明治19（1886）年に初めて「日本薬局方」に収載され、以来、「日本薬局方」[※1]の常連となっています。

薬局方に収載されていますが、薬としての使用は限られており、多くはスパイス、着色料などとして使用されています。サフランの有用性については、かの有名なサフラン入りのブイヤベースなどの調味料として、独特の甘い香りつけの香料として、また、すでに述べましたが高貴な染料としても重要でした。

一方、薬用としては婦人薬、通経薬、精神安定作用薬として用いられてきました。研究面では抗腫瘍《こうしゅよう》活性、抗高脂血症《こうこうしけつしょう》作用、抗動脈硬化《こうどうみゃくこうか》作用、肝障害改善《かんしょうがいかいぜん》作用、血小板凝集《けっしょうばんぎょうしゅう》抑制作用、血管拡張《けっかんかくちょう》作用などが明らかとなっています。

筆者らもサフランに関連する研究を続けてきましたので、その結果をご紹介します。サフランとその主成分のクロシン（赤い色素）が脳神経細胞死を予防すること、記憶学習を改善すること、ノンレム睡眠を起こすことなどから精神面をサポートすることがわかってきました。また、抗炎症作用を介して大腸がんの予防効果があることを明らかにしています。なお、これらの詳細につきましては総説、原著論文などをご参照ください。

以上、サフランの薬理作用について述べましたが、中国ではサフランの主成分クロシン（赤い色素）が狭心症の薬として２００６年より承認されています。このことからサフランは安全性の高い疾病予防になり得る食品だといえそうです。

正山征洋

※1　日本薬局方（184頁）
日本における医薬品の性状や品質、試験法等が示された医薬品の規格基準書で厚生労働省のサイトから世界中に向けて発信されている。本規格に適合しない医薬品は医薬品とは見なされず、製造販売することができない。5年に一度改正が行われており、現在は第17改訂版が出されている。

介護食のはしりか？

昔から年を取ったら、腰が曲がり、歯が抜け、脳の働きが鈍るのは当たり前のことだと、世間の人々は認識していました。随分前のことですが、そういう状態を私の出身地北海道では何の悪気もなく、「うちの爺ちゃんも、近頃はすっかり耄碌《もうろく》してしまって、もうあんまり長くはねぇんではねぇべか」と噂したものです。

近頃では認知症という病名が一般化していて、耄碌という言葉はあまり使われなくなったような気がしますが、耄碌と言われた当のお爺ちゃんは、別に弱っている風でもなく至って矍鑠《かくしゃく》としていて、歯のない口を広げて「アハハハ」と健康そうに笑っていることが多いのです。

このような健康な老化現象、言葉を換えれば健全なエイジングが、世の一般的な常識というより、何か疾病とまではいわないけれど、身体の不具合な現象とみられていることに一種の違和感を覚えます。

しかし、老化は「目から歯へ」と言われる通り、老眼の次は歯抜けだったことに間違いありません。

平安時代末期（12世紀）に描かれたとされる『病草紙《やまいのそうし》』と名付けられた絵巻物があります。作者は不明ですが、現代のアニメともいうべき描写力で、当時の人々の関心の対象になった疾病とその病人を描いています。

その中に「歯の揺らぐ男」という絵があります。

絵は、ご飯と一汁二菜のお皿を前にして、男が口に指を差し込んで「私の歯がぐらついて折角のご馳走だが、とても食えんのじゃ」とでも、男の妻に語っている様子が描かれています。現代の口腔医学でいう歯周病だったのでしょう。

面白いことにこの絵では、歯が悪いのにご飯が山盛りに盛られていて、それも半分ほどは食べたように描かれていることです。ことによると妻にお粥《かゆ》にしてほしいと頼んでも炊いてくれなかったのかもしれません。

日本のご飯の炊き方を歴史的に遡ると、弥生時代の頃は「甑《こしき》と呼ばれる、土器の蒸し器を使って現代のおこわのような形で食べていたようです。

その後だんだん耐熱性の高い土器が使われるようになって、底にお焦げができる現代の「炊干《たきぼ》し」法に変わっていきました。

蒸したおこわに対して炊干し法のご飯は、より水分が多かったので古代ではこれを「粥」と呼んでいます。ですから奈良・平安時代の記録の「粥」というのは、必ずしも現代のゆるいお粥のこととは限りません。実際に炊干し飯を「固粥《かたかゆ》」、ゆるい粥を「汁粥《しるかゆ》」と表している記録もあるのです。

奈良時代に東大寺を創建された聖武天皇（701～756年）には、建設中に経費削減のために飯米を節約しお粥にして食い延ばしたという伝説があります。この粥はおそらく現代風のゆるいお粥だったことでしょう。

では、現代のような粥はいつ頃から一般化したのか？　という疑問が湧きます。

中国の古い文書を探してみましょう。

紀元前500年頃から漢の時代までの礼儀作法に関する記録文書をまとめた『礼記《らいき》』という書物が紀元前1世紀頃に成立しました。全49編で構成されていて、その中に「内則《だいそく》」というタイトルの、家庭内の礼儀作法や心得について説かれた一編が残っています。そこには、

「嫁が義父母に仕えるには、実の父母と同様にする。朝一番鶏が鳴いたら起きて身

づくろいをして、義父母のところへ、……

何か食べたい物は？　と丁寧に聞きなさい。そして顔色を和らげてその希望を叶えること。濃い粥でも薄い粥でも、お酒やお吸い物、お菜はなんでも好みのもの、果物や蜜で甘く味付け、米の粉でとろみを付けたり、または脂を加えて口当たりを滑らかにする。……」

と記述されているのです[文献1]。

この記述を、単にお嫁さんの躾のこととみる人もおられるかもしれませんが、私はむしろ日本の縄文時代くらいの頃に、「饘（セン：固いお粥）」と「酏（イ：柔らかい粥）」という粥の炊き方に明確な区別があって、それを高齢の義父母のための食べ物として位置づけている食文化のレベルに着目したいと思います。

おそらく「高齢者のための介護食としての粥」という概念で記述された、初めての例ではないでしょうか。

和仁皓明

文献

［1］竹内照夫『新釈漢文大系28：礼記（中）』明治書院、1977年。

イスラムの秘薬

コーヒーを生産するコーヒーノキ（学名：*Coffea arabica*）はアカネ科に属する中高木でエチオピアあたりが原産地となっています。アカネ科の花は芳香を放つ種が多いのですが、コーヒーノキも薫り高い純白の花を咲かせます。また、果実も美しい紅色に熟し、植物の形態からも魅力ある樹木の一つです。

意外にもコーヒーの食経験は飲用から始まったのではなく、古くは種子を食べることから始まっています。ただし、年代については古代ローマや古代ギリシャにおける記録は残っていませんので、その後からのスタートだと考えられます。

9世紀頃のエチオピアでコーヒーの果実を食べたヤギが興奮状態に陥ったとの伝説から修道院での眠気覚ましに用いられたとの逸話が残っています。中国にはイカリソウ（淫羊藿《いんようかく》）と呼ばれる強精強壮薬の代表格のものがあります。これはヒツジ（羊）がイカリソウの葉（藿）を食べ1日に百回も交尾をしたとの伝説から付けられた名前です。薬効は異なりますがよく似た逸話かと思います。

覚醒作用以外のコーヒーの効能が明らかにされたのは10世紀頃で、エチオピアと向かい合うアラビア半島で、著名な医家であるイブン・シーナーがコーヒーの煎じ液には健胃作用があると報じています。さらに、11世紀頃のエチオピアでは熟した果実を生食し、あるいは果実や種子をスープとして食していましたが、一方で種子や果実は発酵させて酒を造ったといわれています。特にイスラム教寺院においては厳しい禁酒が求められていたので、酒に代わる新しい飲み物として、コーヒーはアラビアのブドウ酒「カーフワ」と同じ名前で呼ばれて僧侶たちが常飲していたといいます。11世紀初頭から中期にかけてアラビアのカーフワはエジプト、シリアからトルコへと渡ったものの閉ざされたイスラム寺院内で門外不出の秘薬として長く祭礼や儀式に用いられ、「イスラム教徒の秘薬時代」と呼ばれる時代が数百年続きました。

15世紀になってようやく一般庶民にコーヒーが解放され、庶民の飲料となっていきます。この時代になると焙煎に用いた器具が発見されています。15世紀半ばになりアラビア半島の寺院で豆を煎ってから煮出す方法が公開されると、瞬く間に一般市民が取り入れ、コーヒーの飲用としての風習が一気に広まっていきました。この焙煎技術こそが、種子を煮出した青くさい汁を、琥珀色の芳香を持つコーヒーへと変える原動力となりました。

焙煎方法は漢方で生薬に施される修治《しゅうじ》に似ています。つまり、生薬を煎ったり、煮たり、水にさらしたり、石灰をまぶしたり、塩漬けするなどの処理で、減毒し、成分が溶けやすくなる、長期保存に耐え得る、などのメリットを見いだしています。コーヒーの焙煎技術も数百年をかけてあみだされた修治方法だと受け止められます。

「一服いかがですか？」（44頁）のなかで、茶は主に酸化作用の有無によりお茶の色を変えていることについて触れましたが、コーヒーの場合は香りを重視しているといえます。コーヒーの場合、深煎り、浅煎りにかかわらず、独特の香りとして、2-フルフリルチオール、3-メルカプト-3-メチルブチルフォルメートと3-メルカプト-3-メチルブチルアセテートという成分が出てきます。これらの中で、深煎りによる香ばしさは3-メルカプト-3-メチルブチルアセテートが急に増えるためだと報告されています。ちなみに、メルカプト類は糞便の臭い成分の一つでもありますので、香りの妙を感じないわけにはいきません。

1820年にコーヒー豆からカフェインが単離されていますが、その薬効としては前述の覚醒作用がよく知られており、知覚および運動機能を高める働きがあります。また、脳細動脈に作用して収縮させ脳血流量を低下させて片頭痛を改善し、さらに平滑筋の弛緩作用があるため気管支拡張をもたらす働きがあります。また、最近の疫学調査でコーヒーが肝がん予防に有効との結果が出ています。

オスマン帝国の首都であるイスタンブールに、１５５４年世界初のコーヒーハウス「カフェ・カーネス」が誕生し世界の社交場として大変な賑わいをもたらしました。その後ロンドン（１６５０年）をはじめ、ウイーン（１６８３年）、パリ（１６８６年）と次々にカフェが開店していきました。このように、コーヒーは世界の社交場の華やぎを高める役割を担ってきました。しかし、同じカフェイン飲料である緑茶はどうでしょうか。コーヒーとは逆に、精神を安定化する方向に発展したことは極めて興味深い点だといえましょう。

正山征洋

地の下の果実

ある種の食材について、それを人間がいつ頃から食べ始めたかということを調べる場合、一番困るのは痕跡を全く残さない食材があるということです。

動物の場合は、遺跡に骨や貝殻のような腐敗しないものが残っていますから、住居遺跡との関連を調べればかなり正確に食べ始めの時点を推定できます。

しかしナマコとかホヤのような食材では、遺物が全く残りませんので、「初めてナマコを食べた人は勇気があった」といった物語は残されていても、それがいつ頃のことかについては語ってくれません。

植物の場合、頼りになるのは種子です。

人類の食文明において、地域によってムギ食、コメ食、ヒエ・アワ食、イモ食とおおまかに四つの類型に分けることがあります。

これらの食料が発祥した地域は、ムギは西アジア、コメ・ヒエ・アワは中国、イモ類の場合ジャガイモ・サツマイモは中南米、ヤムイモ・タロイモは熱帯アジアと認識されています。

ムギ、コメの場合は、種子の発見とその放射性炭素年代測定によって、食材の起源としてムギは約1万年前、コメは約8千年前と推定されています。

ところが植物でも種子が微細であるとか、根茎で増殖する種類の植物、例えばイモ類などは遺物が残らないという問題があります。

ただ、ジャガイモの場合、インカ遺跡からの土器にジャガイモの絵が描かれていたという例がありましたし、洞窟遺跡に乾燥した植物遺物が残っていたことが手がかりになった例もありました。

ヤム・タロ系のイモの場合、ヤムというのは日本でいう長芋、大和芋の系統で、タロは里芋、八頭などの系統です。いずれも日本へは南島経由で古くから伝来してきたと推定されています。

これらのイモ類は、高温多湿の熱帯アジア地帯が原産地だとされていますが、根拠はこの周辺には野生の近縁種が多く発見されるという、植物遺伝学上の通説で推定されています。

ところが、最近それら遺物を残してくれない食材について、いつ頃食べ始めたかを解明する新しい研究方法が開発されたのです。

「炭素安定同位体分析」と呼ばれる方法です。

原理を要約しますと、地球上に分布している炭素にはC_{12}、C_{13}の安定同位体が98・9％対1・1％の比率で存在していることが知られています。一方、植物は空気中の二酸化炭素を光合成によって炭素化合物として植物体の中に蓄積しますが、その際光合成サイクルにC3型（熱帯雑草型）とC4型（イネ・ムギ型）という異なった経路があることも知られています。

この光合成サイクルの違いによって、安定同位体比率（C_{12}／C_{13}）が異なることがわかってきました。したがってこの二つを組み合わせますと、もし人間の遺骨に炭素化合物が検出されれば、その人間がどのような植物類型から炭水化物を摂取してきたかが推測できるのです。

西インド大学のドルスト博士らは、カリブ海に浮かぶ国トリニダード・トバゴにある紀元前500年からのマンザニラ遺跡から、人骨を発掘し、その人骨に付着していたコラーゲン残渣について炭素安定同位体比率を求めました。その結果、主食にしていたのはC3型植物（おそらくキャッサバ）で、補足的にC4型植物（例えばトウモロコシ）を摂取していたということが推測されると発表しました。

キャッサバは、ヤムやタロとは違う種ですが中南米原産の根茎を食用にする植物で、現代では全世界で、特にアフリカでは重要な食材です。

このような新しい分析手法の進歩によって、「初めて食べた人は誰？」という謎が解けてくることは有り難いことです。

話は変わりますが、ジャガイモ、サツマイモ、キャッサバ、ヤム、タロなどすべてのイモ類、これらを初めて食べた先住人たちは？　といいますと、原産地を眺めても何故か皆モンゴロイドなのですね。日本列島をみても、クズ（葛）、ワラビ、カタクリなどの根からデンプンを採って利用しています。

ジャガイモがヨーロッパに渡ってから、フランスではポムドテル（pomme de terre：地中のフルーツ）などと命名して有り難がっています。しかし地中の宝物を探すのは、モンゴロイドの嗅覚のほうが優れていたのでしょうか。

和仁皓明

金貨か？　唐柿か？

イチジクはクワ科に属する落葉性の低木で、原産は小アジアです。イチジクは漢字で「無花果」と書きますが、これは果実の形態に起因しています。イチジクの花は果肉の中に詰まっており、日本産は雌花だけで種子はできない仕組みになっています。このように花が果肉の中で開花するために無花果と名付けられました。

イチジクは１６００年代の初期に中国より渡来したことから、「唐柿《とうがき》」と呼ばれていました。呼び名については、中国語でイチジクをさす映日果（インジークオ）が訛《なま》ったとの説や、果実が1か月で熟すため一熟（いちじゅく）と呼ばれたとの説もあります。ちなみに、筆者は広島県の田舎で育ったためか幼少期にはイチジクとは呼ばず唐柿と呼んでいたと記憶しています。

植物名にイヌやネコ、ウマ、サルなどが付けば偽物を意味していますが、クワ科の同属植物に、ビワに似た果実をつけることから「イヌビワ」と呼ばれる木があります。イヌビワはイチジクに比べるとすべてが小振りですが、果実はビワよりイチジクによく似ています。そこでイヌビワの古名がイチジクだったことから、この名を借りたともいわれています。

日本における無花果の歴史は高々400年ですが、ヨーロッパでの歴史は古く、古代ギリシャ時代の紀元前3千年頃にはすでに栽培がスタートしていました。

古代ギリシャの主な農産物の中では、コムギなどの穀類が最も重要でした。続いてヤギ、ヒツジ、ウシなどの牧畜です。牧畜に関しては、和仁皓明博士の「赤ちゃんから横取り」(64頁)に詳しく綴られています。三番目にはオリーブ、四番目には天然の唯一の甘味料である蜂蜜と続きます。五番目はブドウですが、これは果物として食べるよりもワイン用のものが主体となりました。そのため、最も広く食べられた果物としてイチジクが登場します。以下、いくつかの記述によりイチジクの重要性が伺えます。

紀元前6世紀の詩の中で、数人が家に閉じこもるとき、金貨かイチジクのどちらを選ぶか、との問いにイチジクと答えた、とあります。紀元前5世紀のヘロドトス著の『歴史』の中で、カッパドキア(甘草《かんぞう》が自生するほどの半砂漠地帯)を攻め落としたいと勇んでいる王に対し側近が、当地にはイチジクさえも生えていません、と答えたそうです。

時代が移り2世紀頃、ギリシャ人のアテナイオスの著による『食卓の賢人たち』でイチジクを51種類に分類していることからも、いかに重要な果物で人々に親しまれた食べ物であったかが容易に想像できます。

前述のことから、イチジクの果物としての位置づけをご理解いただけたかと思いますが、イチジクは薬用としても機能してきました。

イチジクの果実を1日数個食べるか乾燥イチジクを煎じて飲むと、緩下剤《かんげざい》としての効果があり、乾燥葉をお風呂に入れて温まると、婦人病や神経痛に効果があります。

茎や葉柄から出る白い汁は、かぶれる人もいますが、イボとりや水虫、痔の薬として用いられます。また、栄養価も高いことから、乳幼児のミルク代わりとしても用いられたといわれています。『中薬大辞典』にはいろいろな腫瘍に効果があるとの記述がみられ、乳汁の成分がその本体であろうと考えられています。

イチジクにはクワ科植物一般に含まれているたんぱく質分解酵素の一つであるフィシンが含まれますので、消化を助けます。また、肉にイチジクの果実や葉を加えて処理することにより肉を柔らかくします。ちなみに、同じクワ科のパパイアの未熟果実には、同じくたんぱく質分解酵素であるパパインが含まれており、こちらも肉を柔らかくするために使われています。

ちなみに、スリランカではアサ（大麻）の若葉で肉を処理しているとのことを聞き、幻覚作用が表れるのではと案じたと同時に、日本における「大麻取締法」による厳しい規制を考えると、大麻を研究している者として大変驚いたことを思い出しています。

アダムとイブが食べた禁断の知恵の実がイチジクではないかと考えられています。また、アダムとイブが罪を犯した後、衣服を着けていないことに気づき、局所にイチジクの葉をまとったといわれています。紀元前2千年頃から編纂され始めたと考えられている旧約聖書にイチジクが出てくることからも、イチジクが多機能性を持ち、また、聖なる食べ物であったことが伺えます。

正山征洋

金平牛蒡

ゴボウは、ユーラシア大陸北部（ヨーロッパから中国東北部）の原産です。日本への渡来はかなり古いものと推定され、縄文初期の貝塚からゴボウの存在が確認されています。しかし、平安時代の初期の本『延喜式《えんぎしき》』には記録はなく、平安時代の末期の本『類聚雑要録《るいじゅざつようしょう》』〔久安2（1146）年〕にゴボウを用いた献立がみられます。

中国では、明の李時珍《りじちん》が『本草綱目《ほんぞうこうもく》』（1596年）を出版しましたが、ゴボウの形態や薬効の記載が中心で、食用にはほとんど触れていません。この『本草綱目』は慶長9（1604）年に日本へ持ち込まれましたが、江戸の本草学者は、本草綱目の記載内容を独自に解釈し、小野蘭山《おのらんざん》が文化3（1803）年に『本草綱目啓蒙《けいもう》』として出版しました。

寛永20（1643）年に刊行された『料理物語』は、わが国初の実用レシピ集で、ゴボウの調理法として、「汁。あへもの。煮物。かうの物。茶ぐはし。其外いろ〳〵。」

とあります。その後、人見必大《ひとみひつだい》の『本朝食鑑《ほんちょうしょっかん》』〔元禄10（1697）年〕にゴボウの栽培法が記載され、宮崎安貞《みやざきやすさだ》の『農業全書《のうぎょうぜんしょ》』（同年）には詳細な栽培方法が書かれています。また、貝原益軒《かいばらえきけん》の『大和本草《やまとほんぞう》』〔宝永6（1709）年〕によると「日本では貴重な野菜であるゴボウも、中国ではあまり食べられていない」とあります。

『本草綱目啓蒙』では、ゴボウは宮廷料理として発展し、その素材として「北山牛蒡《きたやまごぼう》」や「堀川牛蒡《ほりかわごぼう》」などの京野菜が記載されています。これによると、北山牛蒡や堀川牛蒡は太い短根品種で、先端がタコの足のように枝分かれし、中心部に空洞があるのが特徴と記されています。

江戸時代になると江戸では長根品種の「滝野川牛蒡《たきのがわごぼう》」が知られるようになりました。根の長さは70㎝～1ｍほどのスラリと細長い形をしています。現在流通しているゴボウは、長根品種が多く「滝野川牛蒡」の系統です。１７００年頃から現在の東京都北区滝野川地域で栽培されていましたので、その名が付いたといわれています。根が軟らかく味がよいことから当時の人々に親しまれていました。関東の唯一の短根種の「大浦牛蒡《おおうらごぼう》」は、千葉県成田山新勝寺の特産、江戸時代以前から栽培されていたといわれています。

主に九州地方で栽培が行われている新ゴボウは、4～6月頃に出回る色白の細いもので、長さは30㎝ほどで皮が薄く、軟らかい食感が特徴です。香りがよくサラダや揚げ物、煮物のほか、柳川鍋にも使われます。また、主に関西で出回っている葉ゴボウは、ゴボウの若い葉柄（軸）と小さな根を食用とし、香りがよく、軟らかく、シャリシャリとした食感が特徴です。

薬用としてのゴボウの利用は、果実（牛蒡子《ごぼうし》）です。中国の『本草綱目』には「肺を潤し、気を散らす、咽頭の腫れをとり、皮膚の治療に使われる」と記されています。

現在日本で使われている処方のうち、駆風解毒湯《くふうげどくとう》（扁桃、アンギナ、耳下腺炎の腫れや痛みを治す）、柴胡清肝湯《さいこせいかんとう》（幼児の虚弱体質、アトピー性皮膚炎、慢性湿疹などを治す）、消風散《しょうふうさん》（長年癒えない頑固な皮膚疾患を治す）、銀翹散《ぎんぎょうさん》（喉や皮膚の炎症を冷やしながら治す。風邪による喉の痛みに有効である）に配合されています。

根は真夏に収穫され、乾燥させて薬用とします。効能は、発汗、利尿、健胃です。ゴボウの根にはポリフェノールであるクロロゲン酸が含まれ、特に水溶性の食物繊維が豊富です。

同じキク科のモリアザミの根は「ヤマゴボウ」として販売されています。しかし、ヤマゴボウの名前の付いた「ヨウシュヤマゴボウ（洋種山牛蒡）」は、有毒成分が含まれているため、注意する必要があります。

ゴボウの天ぷらや金平牛蒡はわが家の食卓によく出されていたことを思い出します。

佐竹元吉

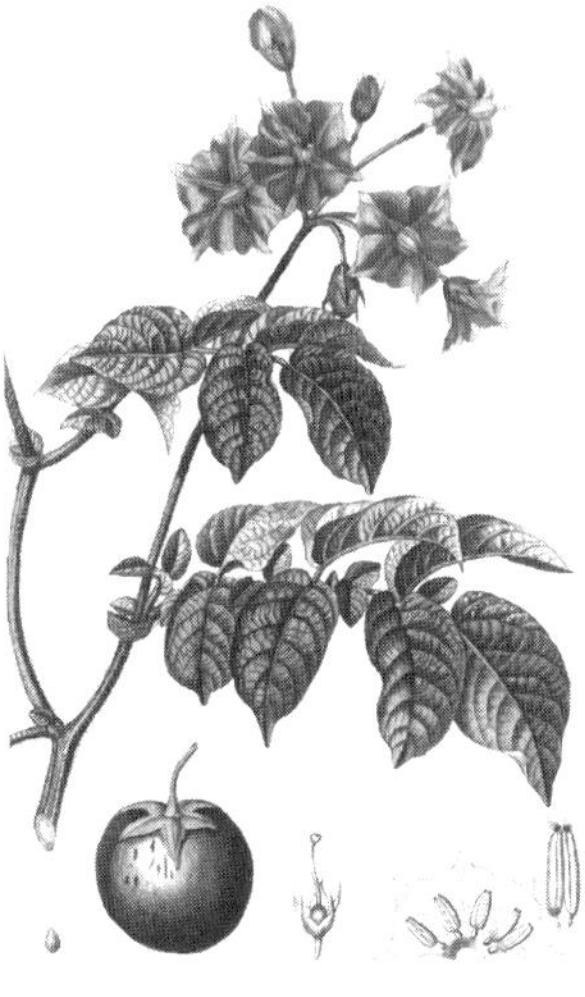

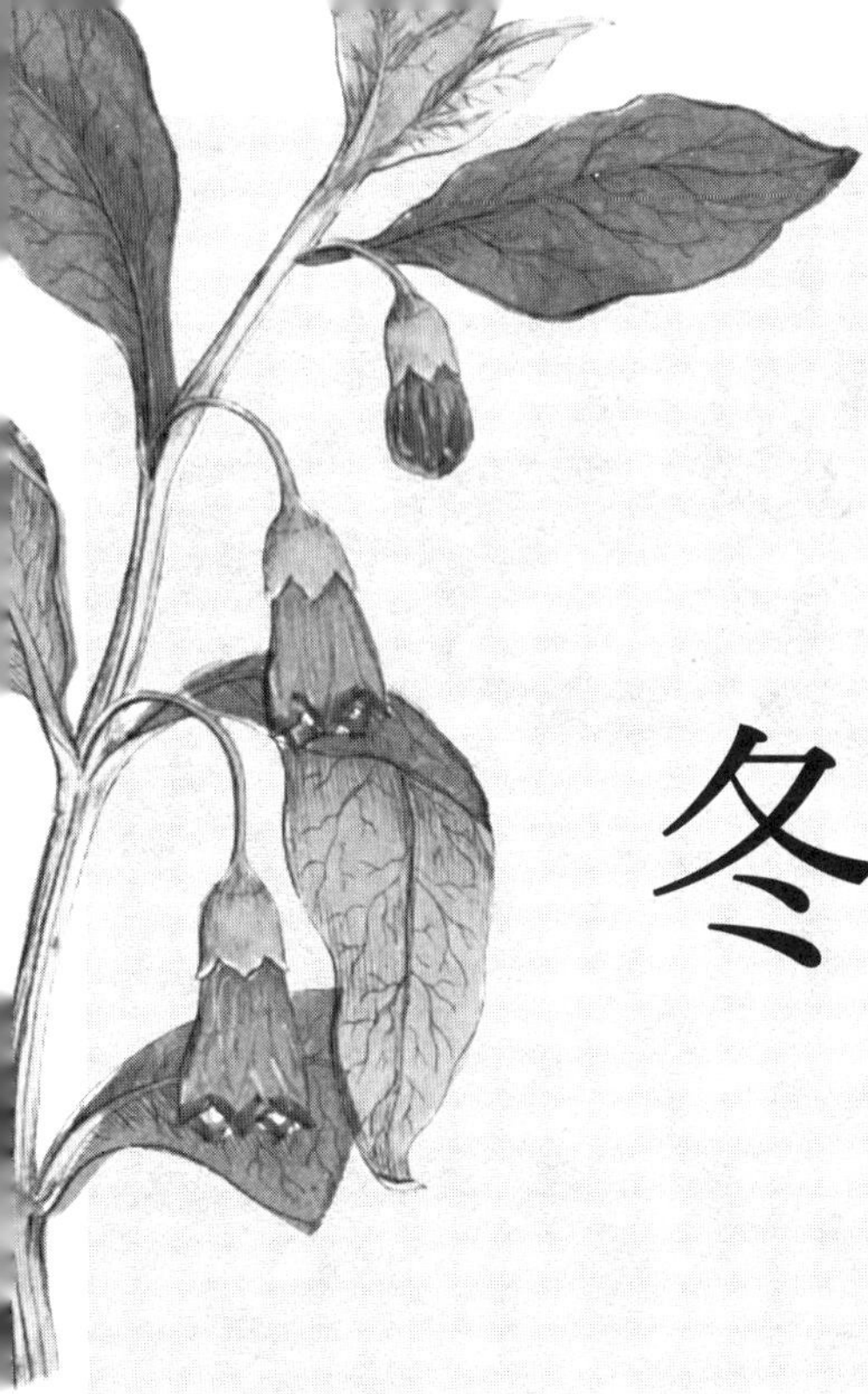

冬

フグの美味しさの長い道のり

先日「世界のゲテモノ食ランキング」というのを覗いたら、なんとフグ料理がランクに入っていました。蛇や虫ならともかく、「和食」の粋ともいうべきフグ料理が、ゲテモノとは何事！　と思わないわけではありませんが、まあ考えてみれば昔からフグは、ことによると我が命と引き換え？　と疑いながら食べていたのだから仕方ないのでしょうか。与謝蕪村に「河豚汁のわれ生きている寝覚めかな」という句もあるくらいですから。

でもこんな偏見をなんとかしようと、2015年の「ミラノ食の万博」日本館で、EU（欧州連合）の厳しい食品安全規制のなか特別許可をいただいて、フグのお刺身を来場者に提供しました。結果は皆ニコニコ「美味しい、美味しい」と大好評だったそうです。

フグの難しいところは、種類によって有毒成分テトロドトキシンの在りかがマチマチだということです。例えば、トラフグだと肝と卵巣が有毒ですが、外見がよく似ている真フグはそれに加えてフグ皮も有毒です。だからぶつ切りにして味噌汁にしたとき、真フグだったら食中毒、トラフグだったら「あら何ともなや」ということになります。だから素人は調理するなというのが鉄則です。

縄文文化遺跡として有名な青森県の三内丸山《さんないまるやま》遺跡から、タイ、サバ、ヒラメなどの骨と並んでフグの骨も出土していますから、日本人は何千年も前からフグに親しんでいたと考えていいようです。しかし、千葉県市川市の姥山《うばやま》貝塚からは、大人の男女それぞれ2名と子ども1名の計5人の人骨がフグの骨とともに発掘されています。もしかして縄文のフグ中毒であえなく一家全員死亡といった事件だったかもしれません。

話は変わりますが、豊臣秀吉が朝鮮に兵を出したとき、九州の名護屋城に全国から将兵が集まりました。信州のような山国から馳《は》せ参じた侍たちに、どのフグなら食べられるか見極めができるはずがありません。それで釣ったフグを丸ごと食べてバタバタと倒れたのです。戦が始まらないうちに兵士が死ぬのですから、秀吉は怒って「フグを食べてはならぬ」という禁令を出したと伝えられています。

時代は下がって、明治の元勲《げんくん》伊藤博文が下関の料亭に滞在したとき、海が荒れていていい魚が入手できず女将が恐る恐るフグの刺身をお出ししたら、「これはなんと旨い魚だ。フグ食禁止など廃止しなさい」と命じたという話も残っています。江戸時代の俳句などをみても、庶民たちは昔から美味しいフグをハラハラしながら食べていたのでしょうが、お殿様に命を預ける侍たちにとっては食べられない魚だったということのようです。

そして現代、下関はフグ、フグといえば下関といわれるくらい、江戸時代からの纏綿《てんめん》としたフグ料理の歴史を持っている町です。確かに全国で漁獲された天然フグの8割は下関の南風泊《はえどまり》市場に集まってセリにかけられ、品定めのうえ、全国の高級料亭に届けられます。

フグのお刺身の作り方も、「二枚引き」という普通にお刺身の厚さに切り削《そ》いだところに、もう一度その真ん中を薄く割り、酢醤油がお刺身に絡みやすいようにする独特な引き方をします。そのために普通の刺身包丁では刃が厚すぎるので、板前たちは下関のフグ引き用の特別な薄刃の包丁まで用意するのです。

フグの産卵は3~4月以降、よってフグのシーズンは秋のお彼岸から春のお彼岸までというのですが、この時期には嬉しいことにフグにぴったりの酢醤油に合わせる柑橘「酢橙《すだいだい》」が実ってきます。さらに薬味にする「安岡ねぎ」と呼ばれる香り高く細い繊細な青葱もこの頃に旬を迎えます。

長い間、人々をハラハラさせながら、しかしその美味しさから人々を魅了してきたフグというお魚は、このような相性のいい天然の調味料や薬味が伴奏して、この季節最高の味覚のクライマックスを迎えることができるようになりました。遠い道のりでしたが、フグの美味しさを追求する調理人たちの努力と、フグ食中毒予防を徹底した食品衛生行政の大きな成果だったとも云えるでしょう。

和仁皓明

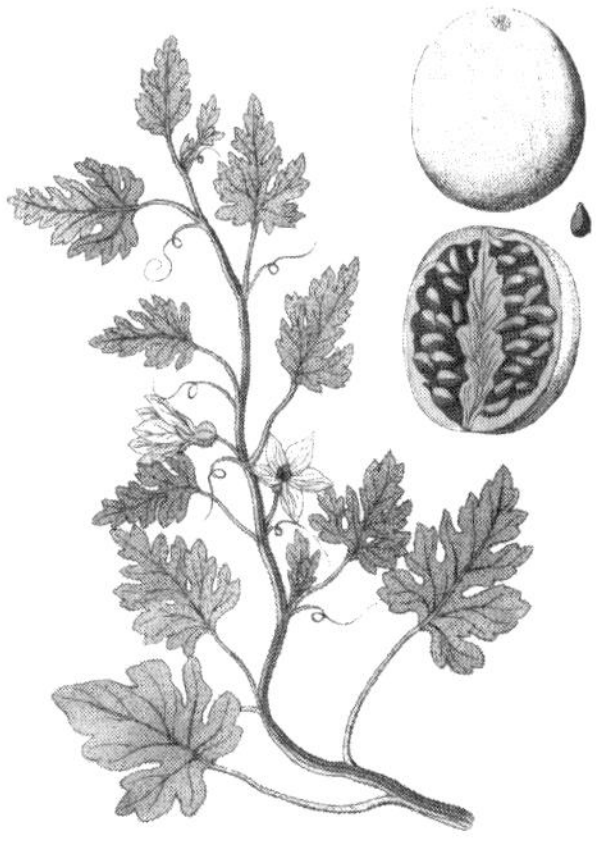

ヒトは何故それを食べるのか?

永年、食の文化現象を研究していると、多くの人々から「色んなものを食べられて、さぞかしあなたはグルメなんでしょうね」と問われます。

「いやいや、そんなことはございません。食の文化を研究するということは、何故、それを食べるのでしょうか?　という疑問に答えることなんです。とてもグルメなんかじゃありません」と答えています。

実際に「何故それを食べている?」という問いを、単に「その人たちの独自の風習だから」と片付けてしまわないということは、結構大変なことです。

すべて調べごとには、切り口と結果を導く論理の組み立てが必要です。それを学問の世界では「研究論理のパラダイム」と名付けてきました。

「食」に関するそのパラダイムについて私なりの組み立てては、まず「食とは何ぞや?」という定義です。ちょっと堅苦しい表現ですが、次のように定義できそうです。すなわち「食」とは、人類が、安全であることを前提に、栄養の代謝維持ならびに嗜好を満足させるために経口的に物質を摂取する行動です。そして摂取する物質が「食資源」すなわち食べ物です。

次にその食資源をどのようにして摂取できるのかという問題です。

その前提には、食資源を入手できる「自然環境」すなわち土地条件とか気象条件のような、風土と表現できる自然条件が基盤にあります。

その自然条件の下で、食べ物をどう入手するか、入手した食べ物をどう調理するか、その食べ物をどう蓄えるか、その食べ物をどう分配するかといった、その地域の人々が持っている知恵が必要になります。これは食を成立させるために必要な「人間の技術」です。

さて、これだけあれば一応食べることはできそうです。しかし、人類が次第に進化して地域社会の集団として生活するようになると、あれを食べてはいけないとか、この日にはこれを食べようとか、いろいろなその社会独特の決まりごとが出てきます。例えばイスラム教における豚肉禁忌がそうでしょう。別宗教の人からみれば何故？と思われる戒律です。日本にだってお葬式には精進料理にするとか、お箸の持ち方とか、いろいろな食に関わる制約があります。これらは食の成立に伴う「社会の規約」といっていいでしょう。

このように一つの食の成立を、おおまかに三つの要素から光をあてれば、東アジアモンスーン地帯に位置する日本の、お正月に、餅を搗《つ》き、お供えを神棚にまつり、お雑煮には土地の産物を入れる、といった食習慣の成り立ちが明確になってきます。

ここまでで、「何故それを食べるか」ということについては一応見通せそうですが、次にそれを「たまたま食べる」のではなく、継続的に「続けて食べる」のは何故か？ということが問題です。

ある種の食を継続的に食べることは「長い食経験がある」と言い換えられます。その観点から「食経験」とは、ある食資源を食べ続ける期間と食べる量を掛け合わせたもので表現できそうです。

ご飯なら1日3食、1食２００ｇくらい、弥生時代から数千年単位の期間食べ続けてきました。一方、トウガラシなら七味唐辛子としてうどんに週数回パラパラ、これは16世紀にポルトガルの宣教師たちによって日本に持ち込まれて以来の食経験です。

食経験のあり方も時代によって変わります。もともと食経験というものは、その食資源が成立する地域社会において継続されてきた食の歴史を反映したものでした。しかし、最近では機能性表示食品のように、食資源に含有されている特定の生理活性機能成分の効能を期待して、これまでの栄養や嗜好性の価値だけに頼らない食べ物が普及してきました。

現代のように情報と物流がグローバル化している時代には、食経験はもはや単なる地域社会での共有経験ではなく、世界中から個人に直接蓄えられるものになりつつあるようです。

「ヒトは何故それを食べるのか」という問いに対する答えが、多岐にわたる時代になってきたのでありましょう。

和仁皓明

牛乳の功罪

食品の功罪は時代を越えて変遷することがよくわかります。「卵はコレステロールを多く含むので1週間に1個くらいが適切」との説が長く続きましたが、最近になって「卵は栄養価の高い完全食品で毎日1個くらいなら大丈夫」といわれ始めたようです。

乳製品にも同様な変遷が知られています。終戦直後は栄養不足のため、脱脂粉乳やバターなどの配給がありました。栄養強化のために乳製品は最高といわれ、1950年代までは給食における脱脂粉乳や自家製の山羊《ヤギ》の乳を飲んでいた記憶があります。

それでは牛乳や乳製品の歴史的な背景、食経験はどうなっているのでしょうか。

和仁皓明博士による「紫式部はチーズを食べたでしょうか」（160頁）によれば、「1300年前の記録に一種の乳製品であり、湯葉のような『蘇《そ》』なるものがあり、平安時代には各地で作られた『蘇』が朝廷に上納されていた」とのことです。このことから「蘇」のもとになる乳も大変貴重なたんぱく源として飲まれていたものと考えられ、長い食経験を持つ食品といえます。

話を食品の功罪に戻しましょう。「牛乳はカルシウム含量が高いので骨粗しょう症の予防に効果的」と考えられていましたが、1997年に発表されたアメリカにおける大規模な疫学調査では否定されたようです。その調査によれば「牛乳・乳製品に多く含まれているシステイン、メチオニンなどの含硫アミノ酸が代謝され、最終時には硫酸イオンとなり、それを中和するために骨のカルシウムが使われるため、骨粗しょう症になりやすい」との説明がされているようです。

また、旧来の酪農は牛が妊娠すれば搾乳は中止して出産に備えていましたが、現代では妊娠牛からも搾乳しているため、多くの女性ホルモンを含んでおり、これによる弊害もあるといわれているようです。

筆者の住まいからそう遠くない地で、福岡市に隣接する久山町があります。人口8400人ほどの町で50年前から九州大学医学部と連携して大規模な疫学調査が行われています。初期段階では脳卒中や糖尿病の調査が行われてきましたが、近年は認知症の研究に力点が置かれるようになりました。

これまで認知症と関係があると報告されている食事とそのパターンを検討した結果、乳製品、大豆製品、緑黄色野菜、海藻類の摂取が多く、米の摂取量が少ないという食事パターンが認知症の発症率低下につながることが明らかとなりました。また、酒の摂取量を減らすことにより認知症リスクを軽減する傾向があることもわかりました。

そこで牛乳・乳製品の摂取量に照準を合わせ、詳細に追跡調査が行われたところ、牛乳・乳製品摂取量が多いほど認知症発症率が下がるとの結果が出ました。

地中海式食事法ではたんぱく質の過剰摂取のため牛乳・乳製品を控えることを推奨していますが、久山町の研究結果からは反対に牛乳・乳製品を多く摂ることが認知症、特にアルツハイマー型認知症に有効なことが示されました。これらの矛盾する結果は、日本人の摂取する牛乳・乳製品の量が欧米人に比べて少ないためと説明されています。

牛乳・乳製品にはカルシウムやマグネシウムが多く、これら無機成分が認知症予防に有効なことも久山町の研究で明らかとなっています。また、ビタミンB_{12}が多く含まれているため、アルツハイマー型認知症の危険因子といわれている血漿ホモシスティン値を低下させる効果があります。

一方では牛乳のホエー（乳清）が、アルツハイマー型認知症の危険因子の一つであるインスリン抵抗性を改善させるとの報告もなされています。

食品の功罪は時代により移り変わることもありますが、食経験が長く安全性の高い食品を適切な量摂取することが重要だといえそうです。

正山征洋

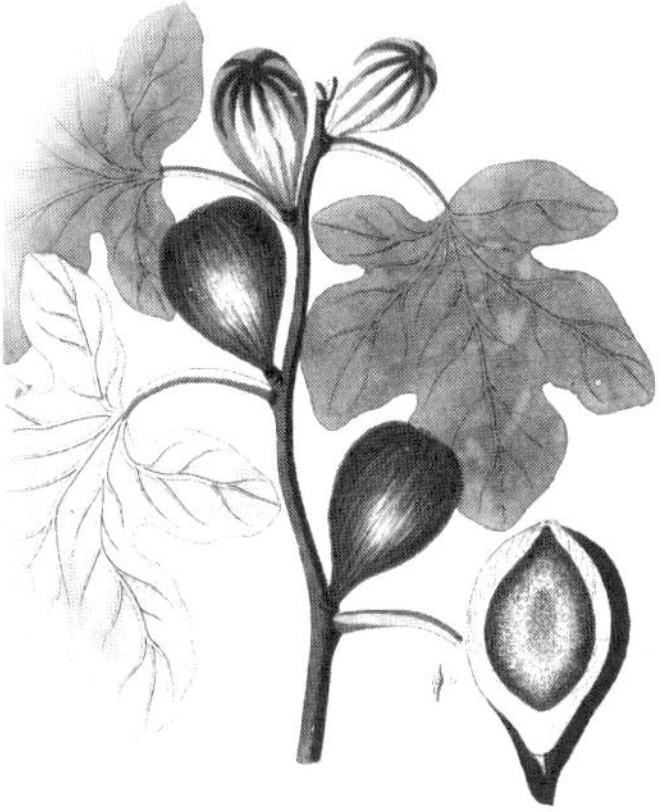

文化は火から

人類と他の動物との明確な違いは？　と問われて、食文化の研究者なら「人間だけがあらゆる動物の中で唯一火を使える」と答えるでしょう。換言すれば、火をうまく使えるようになったときから、人類は他の動物とは違った進化への道を辿り始めたともいえるでしょう。

では、それは一体いつ頃？　どこで？　と問われると、これが簡単ではありません。よく引用されるのが、50万年前の北京原人の遺跡が人類の火使用の起源ではないかという説です。しかし、遺跡に焦げ跡が発見されただけでは山火事のようなことが原因かもしれず、火というエネルギーを支配したというには無理があります。

その観点からは、40万年前のイギリスのビーチズ・ピットの更新世遺跡での、炉・火を燃やした跡、火打石などの発見、また同時期ドイツのシェーニンゲン遺跡からも多数の火打石、炉の跡、焦げた木片などを発見という考古学的な事実が、どうやら人類の火の使用の起源らしいといえそうです[文献1]。

人類が火を使えるようになって最初の恩恵は焼き肉。生肉のたんぱく質を加熱変性させ、食味、消化性、熱殺菌による安全性と保存性などの向上が得られました。

次いでデンプン質をどう加熱して食べるかという段階に入りますが、そのためには焼き串だけでは無理で、食材をすり潰したり、粉にしたりする臼、加熱する石板とか石鍋のような道具の発明が行われました。それらの道具は、おおむね後期旧石器時代、つまり約3万年前には完成されていたようです。

新石器時代（約1万年前）になりますと、食材は野生から農耕による作物、さらに狩猟から牧畜へと発展してきて、味付けや香辛料のセンスも生まれてきます。

現代でも喜ばれる骨付き牛肉のステーキとか、ポリネシアのバナナ葉包みの蒸し焼き（カルア）などの料理は、この時代の加熱法がそのまま現代にまで伝承されたものといっていいでしょう。

さて、焼くという加熱の次に煮るという食べ方の段階になります。この加熱法には水や油が漏れない鍋がなければなりません。その道具の発明までさらに何千年も時間がかかりました。

最初は土器でおおむね紀元前7千年あたりでしょうか。中国の初期稲作遺跡、長江流域の彭頭山《ほうとうざん》遺跡（紀元前7500~6000年頃）から2種類の土器が発見されています。口がすぼまり球形丸底の中国で「釜」と呼ばれているものと、浅い鉢形のものとで、いずれも穀物の煮炊きに最適の形でした。

ヨーロッパでも紀元前7千年頃の遺跡から調理用の土器が発掘されていますから、地域こそ違え人類の知恵は、ほぼ同一のテンポで進んでいったようです。

水で煮る分には土器でも間に合いましたが、より高温となる油で炒めたり揚げたりするということになりますと、高い耐熱性を持つ金属鍋でなければなりません。そうなるとどんな金属が地下資源として利用できるか、という地域に特化した調理体系が成立していきます。

大ざっぱに区分して、中国大陸は鉄資源が豊富でしたから、かなり古い時代から鉄鍋が普及します。それが炒め物、揚げ物など豚脂《とんし》を豊富に使う中華料理の基盤になっています。

ヨーロッパ大陸には銅、錫《すず》の資源が豊富で、鍋類は簡単に作れましたが高温には向きません。暖炉に大鍋をかけてコトコト煮込む、シチューやポトフのような煮込み料理が発達しました。

さて、日本です。鉄や銅のような安価な金属資源の産出に乏しく、土鍋・土瓶が普及しています。大胆に推測すると、そういう金属資源に乏しいという事情が、お刺身のような生食の和食文化の成立と成熟の源になったとも考えられます。

欧米でも中国でも、調理とは火を使うことが前提になっています。そのため、フランスの「エカイエ」と呼ばれるカキ剥き職人は、調理場に入ることを許されず、季節になるとレストランの外で注文に応じてカキを剥くのです。

現代のグルメ文化はグローバル化していて、各地の食文化が相乗りしているようにみえますが、その基盤になっている地域特性には食材に加えて、金属資源の地域性も考慮に入れなければならないようです。

和仁皓明

文献

［1］リチャード・ランガム『火の賜物：ヒトは料理で進化した』ＮＴＴ出版、２０１０年。

ユキノシタの葉は食と薬

子どもの頃を思い出すと、鎌倉の中心は「雪ノ下」という地でした。雪の降らない鎌倉でどうしてこの地名なのか疑問だったけれども、植物に興味を持つようになってから由来は植物名のユキノシタであったことがわかりました。植物の呼び名もいろいろで、江戸時代の本には「虎耳草《こじそう》」と書かれています。薬草としてのユキノシタは国内に広く分布する植物で、食用や薬用にされてきました。

中国で「虎耳草」の名が登場するのは、明時代の『本草綱目《ほんぞうこうもく》』が最初だと思われます。この書には、葉が薬として耳だれの治療、熱さまし、吐き気止め、腫物治療に用いられたと記載されています。

日本では江戸時代の『和漢三才図会《わかんさんさいずえ》』(1713年頃)にも、ユキノシタは虎耳草や石荷葉《せきかよう》と呼ばれ、吐き気止め、痔の治療、腫物治療、耳だれの治療に用いられていたと記載されています。『原色日本薬用植物図鑑』では、ユキノシタは虎耳草といい、

葉を食用にするほか、解熱、解毒、鎮咳、消炎、止血、湿疹などに内服または外用としたと記されています。[文献1]

葉の成分は、フラボノイドのサキシフラギン、配糖体のアルブチン、芳香族化合物のcis-カフェイン酸、エスクレチンなどですが、有効成分は明らかにされていません。

ユキノシタの和名は、深江輔仁《ふかえのすけひと》による『本草和名《ほんぞうわみょう》』（901〜923年）と源　順《みなもとのしたごう》の『倭名類聚抄《わみょうるいじゅしょう》』（931〜938年）に「虎耳草」と記載され、林羅山《はやしらざん》の『多識編《たしきへん》』（1612年）（再版1630、1631年）では「虎耳草（トラノミミクサ）」とあります。

中村惕斎《なかむらてきさい》の『訓蒙圖彙《きんもうずい》』（1666年）には「石荷《せきか》今按ゆきの志た、虎耳草《こじそう》、一名石荷葉《せきかえう》」とあります。

貝原益軒《かいばらえきけん》の『大和本草《やまとほんぞう》』（1709年）には、「虎耳草をユキノシタと畸人草をキシンサウ〔大分（大野）、（別府市）〕、きじんう〔佐賀（小城）、長崎（東彼杵・北松浦・下県）〕、きじんこ〔宮崎（西諸県）〕、きじんそ〔熊本（玉名）、宮崎（宮崎市）〕、きじんま〔山梨（西八代）〕、きずんそー〔岩手、秋田（鹿角）〕、きぞんそ〔宮崎〕と記録されており、この言葉の分布も広く、全部で128個の方言が収載されていますが、「耳」に関わる名称が24個もあります。しかも、青森から沖縄まで全国的に利用されていたと思われます。

ユキノシタという名前は、雪が上に積もっても、その下に緑の葉があることから「雪の下」と名付けられたといいます。また、白い花を雪（雪虫）に見立てて、その下に緑の葉があるという説、葉の白い斑を雪に見立てたとする説もあります。

古くから薬草とされたユキノシタですが食草としても重宝されてきました。

ユキノシタの葉は山菜として、天ぷらなどで賞味されます。大きめの葉を1枚ずつ、茎を少し付けて折り採ります。流水で表面を擦るように丁寧に洗い、水気を拭き、葉の裏面だけに薄く衣を付け、揚げたものを「白雪揚げ」といいます。

このほか、十分に茹で、柄を潰して柔らかくし、水にさらしたものを酢味噌和えやゴマ和え、辛子和え、汁物などにして食す方法もあります。

琵琶湖の西岸にある天台寺門宗《てんだいじもんしゅう》の総本山三井寺《みいでら》（672年建立）の精進料理に、ユキノシタ（虎耳草）の和えものがあります。これは豆腐と味噌の和えものに、細かく切った虎耳草を加え、指先でよく混ぜあわせる野趣《やしゅ》豊かな一品です。

ユキノシタの花は5弁で、上の3枚は小さく約3～4㎜、特異な形をしており、濃紅色の斑点があり基部には濃黄色の斑点があります。下の2枚は大きく約15〜20㎜、白色で細長いのが特徴ですが、5弁とも小さい花弁《かべん》のホシザキユキノシタは筑波山に野生しています。

葉には、白い斑点がありますが、この斑点が赤色のものもみられます。江戸時代には園芸植物として珍重されていました。

江戸末期にヨーロッパに持ち込まれ広く普及しました。英名には、走出茎《そうしゅつけい》がイチゴのようであることから"Strawberry saxifrage"、あるいは、葉がベゴニアやゲラニウムに似ているために"Strawberry begonia"、"Strawberry geranium"とありますが、ヨーロッパでの食用の記録はありません。

佐竹元吉

文献

[1] 木村康一・木村孟淳『原色日本薬用植物図鑑』保育社、1981年。

アメリカンジンセン

アメリカニンジンはウコギ科に属する多年生草本で、北はカナダのケベック州からアメリカのミネソタ州、南はオクラホマ州からジョージア州にかけて分布し、肥沃《ひよく》な森林地帯の下草として自生しています。学名を *Panax quinquefolius* Linne と称し、学名から5枚（quinque）の掌状の小葉（folium）が輪生していることが読み取れます。

アメリカニンジン発見のきっかけは宣教師たちに負うところが多かったようです。イエズス会のフランス人神父・ジャルトウーが、1711年に中国では古くから生薬として利用されてきた薬用人参（オタネニンジン；*Panax ginseng* Meyer）の詳しい薬効について、また、オタネニンジンが自生している中国・韃靼《だったん》（モンゴルに近い地域）の地形と似た所がカナダにもあるので、そこにオタネニンジンが自生しているかもしれない、との書簡をロンドンの王立協会に送ったそうです。

これを受けて、モントリオール（カナダ）在住のフランス人宣教師・ラフィトウが、オタネニンジンのスケッチをモホーク族（先住民族）に見せ、彼らと山林を探して、ついに１７１６年、アメリカニンジンを発見するに至りました。

この史実から、先住民たちはアメリカニンジンを知らなかったことがわかります。その後、１７３５年にリンネにより前記の学名がつけられましたから、比較的歴史の浅い植物といえます。

本種はオタネニンジンと形態がよく似ていることから注目を集めました。筆者は数十年前にユーラシア大陸東端のハバロフスク（ロシア）から車で半日くらいの山でオタネニンジンが自生していることを確認しています。

一方、ベーリング海を挟んだ北米にも形態がほとんど変わらないアメリカニンジンが自生していることに興味を覚えています。オタネニンジンとアメリカニンジンの分布が、大昔に読んだ古赤道分布《こせきどうぶんぷ》［文献1］に関係しているかもしれない、との思いを馳せているところです。

１７１６年にアメリカニンジンが発見されて以来、先住民たちは山に入りアメリカニンジン探しに没頭しました。また、中国からも人参商人たちが大挙して自生地を訪れ、アメリカニンジンを採取し中国へ送りました。おびただしい量のアメリカニンジンが採取されたため１８００年代には自生株はほとんど底をついたといわれています。

多くの園芸品種が辿ってきたように、自生株が取りつくされた後に栽培化がスタートするのが常ですが、アメリカニンジンも然り、絶滅の危機に遭遇した１８００年代にカナダとアメリカ北部で栽培の試みが始まりました。そして徐々に栽培化が進み、現在ではカナダ、アメリカ北部、中国北部を合わせると年間約千ｔの乾燥根が生産されています。

アメリカニンジンは、古くから中国の広東《かんとん》市場での取引が多かったので「広東人参」、また「西洋人参」や「洋参」とも呼ばれています。

アメリカニンジンはオタネニンジンと形態がよく似ているため、発見された当時からオタネニンジンの代用として中国で使われ始めました。しかし一方では、果皮や葉の食品としての利用も進んでおり、特に健康茶として利用されています。

筆者らが開発し、命名した、新たな染色法であるダブルイースタンブロッティング。この手法によると、アメリカニンジンの根の有用成分はジンセノシド類でオタネニンジンの組成とあまり変わらないことがわかりました。

薬用としての視点からは、1757年上海の雑誌に紹介されて以来、多くの生理活性が明らかになっています。主要成分であるジンセノシド類の薬効は、胃腸を整え、強精強壮作用、精神安定作用、アンチエイジング作用、記憶学習改善作用など、多くの作用が見いだされています。前述の果皮と葉にもジンセノシド類がかなり含まれていますので、果皮や葉のお茶を健康茶として飲用することはリーズナブルなことだと考えられます。

アメリカニンジンが発見されてから約300年が経過していますが、やっとアメリカニンジンが食品として利用されるようになりました。通常であれば、まず食品として用いられ、その安全性が確かめられ、活性が見いだされたものが薬として用いられるようになるケースが多いかと思いますが、アメリカニンジンの場合は逆の方向に進んできました。このことにも興味が持たれます。

正山征洋

文献

[1] 前川文夫『植物の進化を探る』岩波書店、1969年。

百年糠床

北九州の小倉といえば、明治の文豪森鷗外が陸軍軍医として勤務していた街として知られています。

この小倉の名物に「糠炊《ぬかだ》き」という食べ物があります。これは、サバ、イワシ、サンマのような青魚を、糠ミソと調味料でやや甘辛く炊き上げたお惣菜です。したがって高級料亭でとか、ご進物用にデパートで売られているような食品ではありません。

小倉には旦過《たんが》市場という、ちょうど東京の築地場外や京都の錦《にしき》市場のような肉、魚、野菜、乾物、お惣菜など何でも並んでいて、庶民が気軽に買い物に行く市場があります。この市場を覗けば、「糠炊きあります」と看板を掲げているお店があるのです。なんでそんなお惣菜が名物なの？　と不思議に思われる方も多いことでしょう。

時代は江戸に遡ります。豊前国《ぶぜんのくに》小倉城は小笠原藩の居城です。小笠原家は今を遡ることほぼ380年、天下分け目の関が原で徳川家康のもとで戦い、その功《こう》をもって小倉に封ぜられ、幕末に至るまで九州の玄関口を預かる藩主として代々、島津、細川、黒田など九州の外様大名方に睨みを利かせてきました。そしてこの「糠炊き」、実は小笠原藩の武家屋敷に代々伝わる糠漬床の糠ミソを調味料として作られた料理なのです。

実際に旦過市場で売られている「糠炊き」には、「百年糠床で謹製」などという看板を見ることもできます。それにしても、たかが糠床百年とは大袈裟な、と思われるかも知れませんね。

と云いますのは、小倉城主となった小笠原家の出身地はもともと信州の松本でした。したがってお殿様はじめご家中の方々は、代々信州の気候風土で暮らしてきた人々です。ところが小倉という西日本に移ってきたら、とてもその信州での生活を継続できません。

その典型が気温で、松本と小倉の年平均気温は、松本12・6℃、小倉17・5℃、その差は5℃もあります。さらに平均最低気温は松本でマイナス3・8℃、小倉で3・3℃です（気象庁調べより）。だから信州では凍結食品の寒天、凍み豆腐などは珍しくありませんが、北九州ではとても無理です。

微生物が決め手になる発酵食品では、当然この気温差はまともに影響します。特に水分の多い糠漬けは、適度な食塩濃度で酸素が必要な酵母類と植物性乳酸菌がバランスよく繁殖することによって、あの香りとアミノ酸系の旨みが醸し出される食べ物です。それを微生物のことなど何もしらない武家の奥さん方が、毎日手でかきまわして発酵管理をしなければならないのですから、特に気温の影響は大きかったのです。

そのようなわけで小笠原藩の奥方、台所連中の人々は、糠床を腐らせるのは武家の女子として恥ずかしいことと心に決めて、信州から持ってきた糠床の管理に苦労されたに違いありません。そしてなんとか家々の糠床を維持し受け継いでいくことができたところが、「我が家の糠床は百年伝来」といったお話になったのではないでしょうか。

この話なんとなく、その家の囲炉裏《いろり》の火を絶やさないようにするのはお嫁さんの仕事、そしてあるとき若いお嫁さんが消えてしまった囲炉裏の火を絶やさないために、大晦の夜更けに鬼の集まりに種火をもらいにいくという「大歳《おおどし》の火」という民話と重なりますね。

ところで、この日本独特の糠漬け、いわゆる「糂汰《じんだ》漬」とも呼ばれる漬物が、果たして何時頃に日本で発明されたといいますと、すでに奈良時代の記録に出てきますし[文献1]、平安時代中期に書かれた『倭名類聚抄《わみょうるいじゅしょう》』という日本で始めての百科事典にも記載されています。さらに近世になりますと、元禄2（1689）年刊の『合類日用料理指南抄《ごうるいにちようりょうりしなんしょう》』に「糠みそ」、また享保15（1730）年刊の『料理綱目調味抄《りょうりこうもくちょうみしょう》』には「糂汰はヌカミソ」という明確な米糠使用の記述もみられます。

「糠漬け」、「糠炊き」など、取るに足らないような庶民のお惣菜にしても、一つの食の文化の伝承には多くの名もない人々の知恵と努力がつぎ込まれて、今現在があるのだということを感じさせるのです。

和仁皓明

文献

[1] 関根真隆『奈良朝食生活の研究』吉川弘文館、1989年。

クマバチとブラジルナッツ

アマゾン川の河口の都市、ベレン（ブラジル）に農林水産省の研究所があり、アマゾンの有用資源植物の実用栽培試験をしています。ベレンは１８００年代にゴムの栽培をし、ゴムの輸出で巨額の富を得ました。１９００年代にはコショウの栽培によってアマゾン川の下流の港町は１００万都市へと発展しました。ところが、１９７０年代になると天然ゴムは合成ゴムに置き換えられ、コショウが病害で全滅してしまいました。このようななか、アマゾン貿易の復興のために農林業の振興が図られ、日本からの移民が多いことから、日本政府はＯＤＡ（政府開発援助）で農業技術の支援を行いました。アマゾン川流域の資源植物の栽培と食品加工で、生産基地の復興に努めたのです。その支援の結果、ガラナやアサイヤシの栽培と製品化、薬用植物の栽培がなされるようになりました。

ブラジルナッツの種子はマカダミアナッツと同じくバターのように濃厚な味で、先住民により古くから食用とされており、地元からはブラジルナッツの生産を要望されました。しかし、実が生りにくいため、ベレンの研究所でその方法が検討され、それを受けて生産のための研究が開始されました。この20年前の研究成果が２０１２年に報告されています。

ブラジルナッツノキは、サガリバナ科の植物であり、ブラジル、ベネズエラ、ギアナ、東コロンビア、東ペルー、東ボリビアなど、アマゾン川流域周辺の熱帯雨林原産の高木です。学名は *Bertholletia excelsa*、ブラジルナッツ属（*Bertholletia*）の唯一種です。属名はフランスの化学者クロード・ルイ・ベルトレー（Claude Louis Berthollet）に献名されています。原生林の中で、高さ40～50ｍになる巨木で、樹齢は５００～８００年ぐらいです。幹の直径が２ｍにおよび、葉は長さ20～50㎝、幅９～15㎝ほどの楕円形で、互生し、乾季には落葉します。花は白色で径３㎝ほど、多数が円錐花序《えんすいかじょ》を付けます。花びらは６枚で、硬く閉ざされ、受粉は力強い大型のクマバチ類が行っています。受粉した後、１年２か月かけて熟します。

ブラジルナッツの受粉は特殊なハチ（*Eulaema mocsaryi* の雄）によって行われます。これらのハチは特定のラン（*Coryanthes vasquezii*）の香りを足の後にある壷に集めて、雌ハチを惹き付けるという特性を持っています。ハチの繁殖にはランは不可欠です。

結実した果実は、極度に硬い木質で覆われています。これを食べることができるのは、鋭い前歯を持ったアグーチ（*Dasyprocta agouti*）だけです。ブラジルナッツの硬い莢《さや》を食い破り、その種を熱帯雨林のあちこちにまき散らすことができる動物です。ブラジルナッツノキの成長は遅く、実を付けるまで10〜30年がかかります。

輸出の歴史は、1600年代にオランダ商人によって開始され、木材に次ぐアマゾンの輸出資源でした。年間数千tのブラジルナッツが輸出されているにもかかわらず、実質的にすべてのブラジルナッツは天然モノです。自然環境の中で成長するブラジルナッツは栽培に不向きであると考えられています。

アマゾンの先住民にとってブラジルナッツは貴重な栄養源であり、主要産物だったので、時には貨幣の代用として商取引に用いられることもありました。先住民は、生のまま、あるいはすり潰して粥状にして食していました。ブラジルではソクラテアパームの棘《とげ》の多い根と一緒にすりおろして作る「レイテ・デ・カスタナ」と呼ばれる白いマッシュ状態のものにし、それをキャッサバ粉と混ぜて使います。ブラジルナッツは脂肪、たんぱく質が多く、アマゾンの地方に住む人々にとって重要なエネルギー源です。

ブラジルナッツは、ブラジルでの生産量が減ったため、ドイツのジーベーガー社が東ボリビア産を世界市場に供給しています。現在はボリビアの生産量が第一位となっています。

ブラジルの民間医療では、ブラジルナッツの殻を削り煮出してお茶を作り、腹痛薬として利用します。また、樹皮から作るお茶は、肝臓病の薬としても用いられています。

佐竹元吉

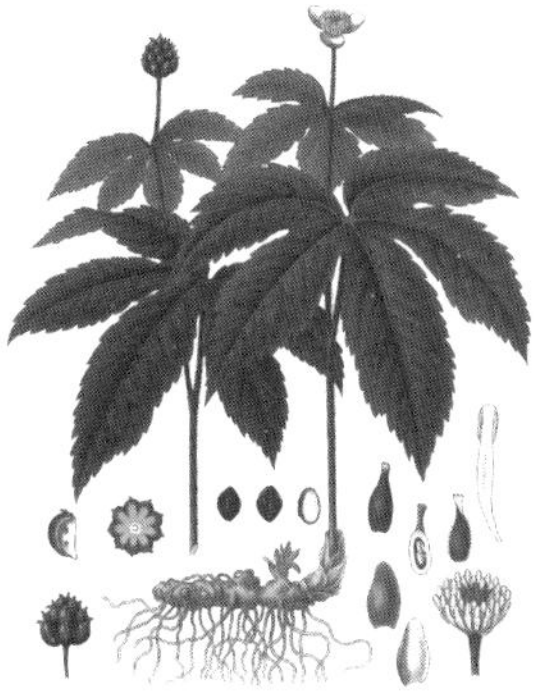

日本と英国の食は似ている

英国での食事は美味しくないという定評があります。多分このような風評をまき散らしたのは、「英国人は塩コショウしか知らない」と云っているフランス人たちでしょう。確かにフランス料理でのソースの多彩さを見れば、英国料理の塩コショウだけというのはシンプルです。

しかし実際に英国に来てきちんとしたレストランでメニューをみますと、これが食材の豊富さに感嘆させられます。スコットランドのサーモン、ドーバーの舌平目、肉ならアイルランドの子羊、アバーデンのアンガス牛などなど。塩コショウだけの味付けは、むしろ素材の良さを最大限引き出そうとする英国料理の特質かもしれないと感じさせられます。

翻って、和食を眺めてみましょう。このところ回転寿司、ラーメンなど和食がどんどん海外に進出し、ユネスコ無形文化遺産に登録されたこともあって、今や和食を知らないものはグルメにあらずといった風潮のようです。でも私が米国留学していた60年代には、米国の首都ワシントンDCですらしっかりした日本料理屋は一軒しかありませんでした。お刺身は“raw fish”と訳されて、rawという語感から単に生臭い生魚を調理もせず食べるような、粗野な食べ物といった一段格下にみられていたような記憶があります。

80年代に入ると食文化の国際化が進んで、インスタントラーメンが海外に進出したり、日本でもエスニック料理が流行したりしました。しかし日本にやってきたフランスのシェフたちが京料理を食べての感想は、「なんでオードヴルばかりがずっと続くの？　メインの皿はどれなの？」とか、「味付けはお醤油だけで、変化に乏しいね」という程度の評価でした。しかしお給仕の仲居さんが、これは若狭の、これは長良川の、と素材の産地を料理名の上につけて説明するのにもちょっとびっくりしたらしいです。我々にとっては野菜にも賀茂なす、九条ねぎ、などと産地の名前がついていても別に珍しくもないことなのですが。

もちろん、フランスにもブレスの鶏、アルザスのフォアグラなど有名な産地がないわけではありませんが、日本人や英国人ほど産地にこだわることはないようです。このあたり、和食の調味料が醤油系で薄味、英国人の塩コショウだけの味付け、しかし両国とも素材の産地を尊重するセンスと共通する感じがします。

他にも共通点があります。それは食品名を他所から借りてくることです。

英語で牛の総称は cattle、雌牛なら cow、雄牛なら ox、しかし牛肉は meat of cattle ではなく beef です。この傾向は豚（pig）に対して豚肉は pork、羊（sheep）に対して mutton というのと同じです。何故こうなったかといいますと、1066年にフランスのノルマンディ公ウイリアムが英国を征服して、英国にフランス文化を持ち込んだというところに起源があります。以後、英国人たちはフランス語の boeuf（ブフ）を上流階級の言葉遣いとしてビーフとまねするようになります。同様にフランス語 porc（ポルク）がポーク、mouton（ムートン）がマトンになりました。

実は日本人も奈良・平安の昔から中国大陸から多くの食文化・食材を受け入れてきましたから、中国の食材名をそのまま借りているものが多いです。

平安時代の漢和辞典に『倭名類聚抄《わみょうるいじゅしょう》』というのがあります。源　順《みなもとのしたごう》が930年代に編纂した辞書です。これに記載されている食材の一例が、米、麦、大麦、小麦、蕎麦、大豆、小豆、胡麻、橙、梅、瓜、胡瓜、芋、葱、昆布などなど、漢語そのまま現代の日本語として継承されています。読み方は大和言葉になってはいますが、表記はそっくり中国の漢字そのものです。

日本と英国の食が似ているって云うと、「そんなバカな」と反論されるかもしれません。けれどもよくみると意外な共通点がみえてきます。多分、このような現代にいたるまで継承されている英国と日本のセンスの共通性は、どちらもユーラシア大陸の西と東の端っこの島国で、かなりの文明を大陸から受け入れたうえで、それぞれの文明として成立させてきたという歴史に由来するのだろうと思います。

和仁皓明

ニラとモツ鍋

ニラの原産地は中国西部といわれています。東アジアに広く自生地がみられることから野生種を食してきたかと思われがちですが、中国では2千年前から栽培されています。その中国では古くから「韮菜《きゅうさい》」と呼ばれてきましたが、「草鐘乳《そうしょうにゅう》」、「起陽草《きようそう》」との呼び名もあります。古くから広く栽培が行われてきたことが伺えると同時に長い食経験を持つことがわかります。

わが国においては、8世紀の『日本書紀』や『古事記』に「カミラ（加美衣）」として登場しますが、10世紀の『倭名類聚鈔《わみょうるいじゅしょう》』には「コミラ」、『延喜式《えんぎしき》』には「ミラ（美良）」の記載があり、「ミラ」が訛《なま》って「ニラ」になったといわれています。日本においても古代からニラについて記述されていることから、栽培も古いことがわかります。

ニラは生育適温が20℃前後ですが、寒さにも暑さにも耐えられるため、北はシベリアから南はインドネシアまで分布し、野菜として広く親しまれています。しかしヨーロッパでは、野菜としての利用は多くはありません。

ニラに似た植物にハナニラがあります。本種はアルゼンチンから園芸品種として導入され、その旺盛な繁殖力のため今では野生化しています。園芸用のハナニラ（学名：*Ipheion uniflorum*）は毒ではないが、食べないほうがよいという説明もあるようです。また、「附子の修治」（36頁）の項で食中毒について触れましたが、スイセンをニラと間違って食して体調不良を引き起こした例も最近報告されています。白く美しい花を咲かせるタマスダレも葉などの形態がニラに似ていますが、スイセン同様ヒガンバナ科に属しておりアルカロイドを含んでいますので要注意です。

ニラは野菜として食卓にのぼりますが、薬草としての役目も果たしてきました。「葷酒山門《くんしゅさんもん》に入《はい》るを許《ゆる》さず」と禅寺の門に碑が立っていますが、「葷《くん》」に該当するのがニラやニンニクで、強い匂いを発し、かつ強精強壮作用があり修行の妨げになるためご法度とされていました。ニラの効能としては強精強壮作用のほかに、葉は吐血《とけつ》・血尿・喘息《ぜんそく》・去痰《きょたん》に、種子は強精強壮作用・興奮作用・頻尿などに用います。また、中国では次のような用い方をしているのでご紹介します。

(1)糖尿病で際限なく水が飲みたい場合、ニラの濃いスープを飲む。
(2)急性中耳炎にニラの搾り汁を耳に滴下する。
(3)打撲症のとき、ニラと小麦粉に水を加えて糊状になるまで突き混ぜて、1日数回患部に貼る。
(4)アレルギー性紫斑症にニラの新鮮葉を潰して搾った汁を飲む。
(5)熱中症にニラの汁を鼻に垂らす。

ニラはニンニク、ネギ、タマネギ、ラッキョウ、ノビルなどと同じ仲間で、「アリュウム属植物」と呼ばれています。アリュウム属植物は同じような特有の匂いを発します。匂いの正体は硫黄を含む成分で、一般にスルフィドと呼ばれるものです。ニラにはジメチルジスルフィド、ジアリルスルフィッド、アリルメチルジスルフィッド、ジメチルジアリルスルフィッドなどが含まれています。ニンニクに含まれる前記と同様な成分であるアリインがビタミンB_1と結合して活性型ビタミンB_1を作り出すことはよく知られていますが、ニラも同様にビタミンB_1を活性化する働きがあります。

日本と中国の共同研究（1999年）でアリュウム属植物の有用性を調べた疫学調査があります。中国の消化器がんの発症頻度が高い地域として江蘇《こうそ》省の揚中《ようちゅう》市が選ばれ、ニラを含めたアリュウム属植物野菜を「週一回以上食べる」および「月一回以下しか食べない」人たちに分け比較したところ、「週一回以上食べる」人たちの消化器がん発症は三分の一であることが明らかになりました。

なお、それ以前に行われたアメリカと中国の共同研究（1989年）で、ニンニクに対する同様の疫学調査がありますが、ニンニクの摂取量に逆比例して消化器がんの発症が減少することが明らかになっています。

ニラの効能を紐解いてみましたが、郷土で育った健康料理を一つ挙げてみましょう。もつ鍋は1950年代に福岡でスタートしたといわれていますが、今や博多の代表的人気料理の一つとなっています。この中にはニラが多く使われており、忘れられない博多の味となりました。ちなみに、韓国を代表する料理である参鶏湯《さむげたん》は、特に暑気払いを目的に食べられることが多く、薬用人参が重要な食材となっています。

ニラの持つ薬効からみて、参鶏湯同様、今後も広く、また末永く愛される料理として定着したように感じています。また、健康増進・病気予防のためにも軟化したニラ（黄ニラ）や開花直前の花茎やニラの花なども広く普及することを念じています。

正山征洋

家康と天ぷら

徳川家康はなかなか学問を好む人であったらしいのです。特に、健康維持のための本草学には強い関心があったようで、中国は明代の本草学者李時珍《りじちん》がまとめた『本草綱目《ほんぞうこうもく》』を、家康の学問上のブレーンだった林羅山《はやしらざん》に命じて取り寄せています。中国におけるこの本の刊行が関が原の戦いのわずか4年前の文禄5〔慶長元（1596）〕年のことですから、今風に云えばインターネット版で読むといった感じになるでしょう。

そんな人だからか、ひいきにしていた堺の商人茶屋四郎次郎《ちゃやしろじろう》に、「近頃鯛の天ぷらとやらが、巷《ちまた》でもてはやされている」とか聞かされて、早速その鯛の天ぷらに舌鼓を打ち、それが原因で胃痛を発して元和2（1616）年4月17日に亡くなったとされています。

ただし、これには異論があって、実は胃がんが真の死因だったという説が本当らしいのです。しかし現代の食のセンスから考えますと、なんで家康ともあろうお人が鯛の天ぷらなんぞに心惹かれたのだろうか？　ということが疑問に感ぜられるに違いありません。

それは天ぷら油が、どこででもいくらでも買えるという現代の消費感覚で考えるからなのであって、実は日本で天ぷらが揚げられるほど多くの油が使えるようになったのは、ほぼ16世紀後半の室町時代中期頃になってからのことという当時の油事情を考慮しなければなりません。記録によるとゴマ油やエゴマ油は奈良・平安の時代から使われていました。けれども擂鉢《すりばち》であたってから絞る程度のことですから、とても天ぷらになるほどの量ではありません。

室町中期になりますと、油料作物としてのアブラナの栽培が関西中心に普及してきます。それだけではない、「絞め木《しぎ》」と呼ぶ搾油《さくゆ》道具が発明されアブラナの種から圧搾法《あっさくほう》によって、手工業ながらナタネ白絞油《しらしめゆ》が売り歩けるほどの量を生産できるようになるのです。

このような新種の油料作物の栽培普及、新しい搾油器具という技術開発、その流通という一貫した新しい食のシステムが導入され、「油座《あぶらざ》」と呼ばれる独占的なカルテルが成立します。そこで財力を蓄えた戦国時代の油商人であり、かつ武将であった斎藤道三のような新興階級も生まれました。

ところで、一般名称としての菜種（ナタネ）とは、菜っ葉の種子すなわち十字花科植物（Brassicaceae）の種子のことですから、ダイコンでもカブでもその種子ならばナタネと呼んでおかしくありません。実はカブとか漬菜などの青菜類ならば、かなり古くから中国大陸より伝来していて、奈良時代の古文書にも頻繁に出てきます。しかし、それらの青菜類の種から油を絞ったという記録は見当たりませんし、搾油用のナタネを採るアブラナの名前も奈良・平安の頃の文字記録には出てきません。

ようやく室町中期以降になって、その頃成立した『節用集《せつようしゅう》』という国語の辞書、また公家の日記『多聞院日記《たもんいんにっき》』〔天正20（1592）年〕などに、このアブラナという植物の名前がみられるようになります。どこから入ってきたのか？　ということですが、原種はおそらく中国の長江南部で栽培されていた「油白菜（ウンダイアブラナ）」あたりではなかろうかと推察します。

こうしてみると、家康が茶屋四郎次郎にご馳走になった鯛の天ぷらというのは、実はその当時新しく開発されたナタネ白絞油で調理された斬新な献立、すなわち今風に云えば江戸時代初期の最先端のグルメ料理とも云うべき料理であったに違いありません。このように新しい食経験が生まれるには、新しい食材や新しい加工技術の開発などが密接に関係していることが多いのです。

ちなみに味の良さという点では、ナタネ油はゴマ油に比べて一段低く評価されていました。それ故、ナタネ油にゴマ油を少し加えて高く売りつける「ゴマ化す」商人が現れたり、油は水に比べ粘度が高いので、器に移すのも枡で量るにしても万事ゆっくりとなるため、そこから「あれはアブラを売っている奴」という表現が生まれたりしました。

新しい食がこのように庶民の生活に溶け込んでいって、初めて文化の一様式として定着するのです。

和仁皓明

カカオに大麻成分？

カカオもココアも馴染みのある言葉ですが、植物に関することについてはカカオで、食品の話になるとココアを使うのが一般的でしょう。カカオノキの学名が*Theobroma cacao*ですので、このcacaoに由来しています。ちなみにカカオ豆からとられるココアにはカフェインに構造の似たテオブロミン（theobromine）が含まれますが、これも学名からきています。学名の*Theobroma*はtheosが「神」、bromaは「食べ物」、からそれぞれ付けられていますので、古来より重要な食べ物であったことが伺えます。

カカオノキはメキシコ原産でアオギリ科に属し5～10ｍほどの中高木《ちゅうこうぼく》です。この木の一番の特徴は、幹に直接白い花を咲かせ、果実が長さ30㎝に達するほど大きくなり、色も熟すとグリーンから茶色になって幹にぶら下がる光景を見せてくれることではないでしょうか。

熟した果実の中には30～40個の種子が入っています。通常、果実を発酵させた後、種子を取り出します。種子を砕いて絞るとココア・バターが出ますが、その滓《かす》を粉末にしたものがココアです。

カカオの歴史はマヤ文化にその発祥が読み取れます。炭化した豆がマヤ文化の形成期後期（紀元前４００年～西暦1年）に見つかっており、栽培化も紀元前に遡ると考えられています。

「イスラムの秘薬」（１９０頁）でも触れましたが、コーヒーは長い間生の種子をそのまま食べたり、煮出して飲んだりしていました。ココアも同様に長い間種子をすり潰して水を加えて、ココア・バターを多量に含む液をかき混ぜて飲んでいました。コーヒーは焙煎が発見された以後、飲料として大発展を遂げましたが、ココアの場合は山火事により偶然にも豆が煎られて香りのよいココアになったといわれています。

コロンブスが新大陸を発見し、カカオを最初に見たときのことが伝えられています。カカオの果実が落ちると先住民たちは一生懸命カカオを探していると。それほどまでに貴重なカカオから作られる高貴な飲み物であったココアは「飲み物としては最高のもの」と位置づけられていたようです。

また、当時のカカオ豆の価格が記録として残されています。１５２０年頃のニカラグアではカカオ豆10個でウサギ1匹、８～10個で売春婦、１５４５年のメキシコではカカオ豆１００個で野ウサギ1匹、大きなトマト1個が1粒のカカオ豆と同等であったといわれています。

１５８０年代にはヨーロッパに渡り、温かく美味しい飲み物に変身しました。本当の意味でのココアの誕生です。チョコレートという言葉もこの頃に使われるようになりました。しかし、ヨーロッパに渡った後は、医薬品として扱われることも少なくありませんでした。前述の通りテオブロミンを含んでいますので思考力を高め、やる気を起こさせる働きがあります。そのほかに利尿作用、下痢止め、心臓病、疲労、炎症に効果があるといわれています。

現在は熱帯地方で大規模プランテーションが行われていて大きな供給がなされています。

わが国の5年間の「地球規模課題対応国際科学技術協力プログラム」において、カカオ生産量世界2位のガーナが相手国として選ばれ、筆者らもカカオとエイズの関わりについて研究しました。その結果、カカオに含まれるタンニンを単離し、そのタンニンを与えることにより体内で静かにしているエイズウイルスを目覚めさせ、そこに抗ウイルス薬を投与してエイズウイルスをやっつける、というストーリーに至りました。

一方、1996年『ネイチャー』（"*Nature*"）という雑誌に、脳内大麻成分である「アナンダミド」（anandamide）がカカオから発見された、との見出しが報じられ、我々大麻研究者の間でも驚きの声が上がった記憶があります。アナンダミドは我々が脳内に持っているCB1、CB2と呼ばれるレセプター（受容体）にくっつき、情動などに作用するといわれています。アナンダミドと大麻の主成分「テトラヒドロカンナビノール」（tetrahydrocannabinol：THC）は同等にこのレセプターにくっつきますので、THCの幻覚やその他の作用が出てきます。

そうなるとアナンダミドを含むチョコレートを食べるとTHCを吸ったと同様な気分になれるか、ということになりますが、それは「ノー」です。つまりアナンダミドはとても早く分解する成分であり、脳の中に直接入れない限り期待される作用は出ないからです。

正山征洋

肉を食べることへの風当たり

「ザビエルたちが残したもの」（144頁）で、室町時代後期のキリシタン宣教師たちが日本にもたらした南欧食文化は、それまでの日本人の食文化に対して強い衝撃を与えたという意味で「ドカーン型」、異文化導入の最初の洗礼だったと述べました。

このときに日本に導入されて現代にまで伝承されているものには、トウモロコシのような食材、カステラのようなスポンジ様食品、鶏卵を食べる食習慣などがあり、いずれも無視できない影響を残しています。しかし、宣教師たちが何の不思議もなく日本人も食べるだろうと思い込んでいた肉食については、僧侶や神職のような職業的な宗教家だけではなく、ごく普通の庶民の人々も一様に拒否反応を起こしたようです。

なんで？　それほどに肉食を拒否したかといいますと、まずは誰でもが引用するでしょうが、天武天皇4（675）年の「肉食禁断の詔《みことのり》」を挙げねばならないでしょう。この詔とは「4月1日から9月末日までの間、牛、馬、犬、猿、鶏の肉を食べてはいけない。それ以外の肉なら結構」（『日本書紀第29巻』筆者意訳）という内容。

この詔の解釈については諸説ありますが、縄文時代からずっと狩りの対象だったイノシシ、シカ、ウサギ、野鳥はその対象になっていないことから、本質的に肉食の禁止令ではなく牛、馬のような農耕のための使役動物を殺すな、それも4月から9月までの農繁期に殺すなというのが本旨のようです。よって農業の生産性向上のための政策令だったのだという解釈が成立します。しかし一方でこの時代は、聖徳太子らの仏教擁護政策からまだ数十年しかたっていない頃で、天武詔の背景にも仏教的殺生禁断の思想が底流としてあったと考えて不思議ではない。

さらにこの天武詔以後、豊臣秀吉や徳川家康の時代まで歴代の天皇から何度も同じような「肉食禁止令」が出されていますし、肉食をした人は「穢《けが》れている」という理由で、宮中への参内を何日間か遠慮せよという布告も出されています。さらに地位のある人々に対しては、立ち居振る舞いの節度基準として、この禁令は神社への参詣にも適用され、牛肉、馬肉だけでなく猪肉、鹿肉の肉食にまで拡張されました。

鎌倉時代のこと、鶴岡八幡のような社殿に参詣しようする人の場合、鹿・猪肉を食べた人は食後100日間お参りしてはいけない、その席にお相伴した人は食べていなくても空気に触れているだけで「穢れている」ということで30日間参詣禁止となっています。

こういう生活規範をがらりと変えたのは、明治維新という政治革命に引き続いた文明開化という文化革命でした。それを日本国民全体が明確に認識できたのは、明治天皇がそれまでの頑固な肉食禁忌を破棄して牛肉を食べて見せ、それをメディアに公開するという行動を起こしたからです。天武詔を実質的に無効にするためには、同じ位置にたつ天皇の行動が必要だったのです。それは明治5(1872)年1月、天武詔公布から約1200年後のことでした。

よく知られているように、この文明開化による衣食住にわたる激変は、まさに「ドカーン型」の典型であって、この明治の文化革命を社会が受け入れ融合できたからこそ現在の日本社会があると考えてよいでしょう。しかしこのような「ドカーン型」の文化導入は、為政者の強い意思によって貫徹されなければなりません。その意味で明治天皇が1200年間伝承されてきた肉食禁忌を自らの行動で破棄して見せたということは極めて意義深いことでした。

しかし現実には、いかなる世の中にも時世に対して反逆するやからが存在するもので、明治天皇が1月に肉食宣言をした後10日ほどたってから、行者姿の男たち10名ほどが「肉食をなされるのは、日本本来の国風に従わざるもの……」という宣言を掲げて皇居に押し入ろうとして逮捕されたといいます。

このように、今日常の食卓に載っている食材、料理などがその国の食文化の枠の中に落ち着くまでには、いろいろなドラマがあって、その雨風に揉まれながらも生き残ったものがその国の文化に融合していくのです。

和仁皓明

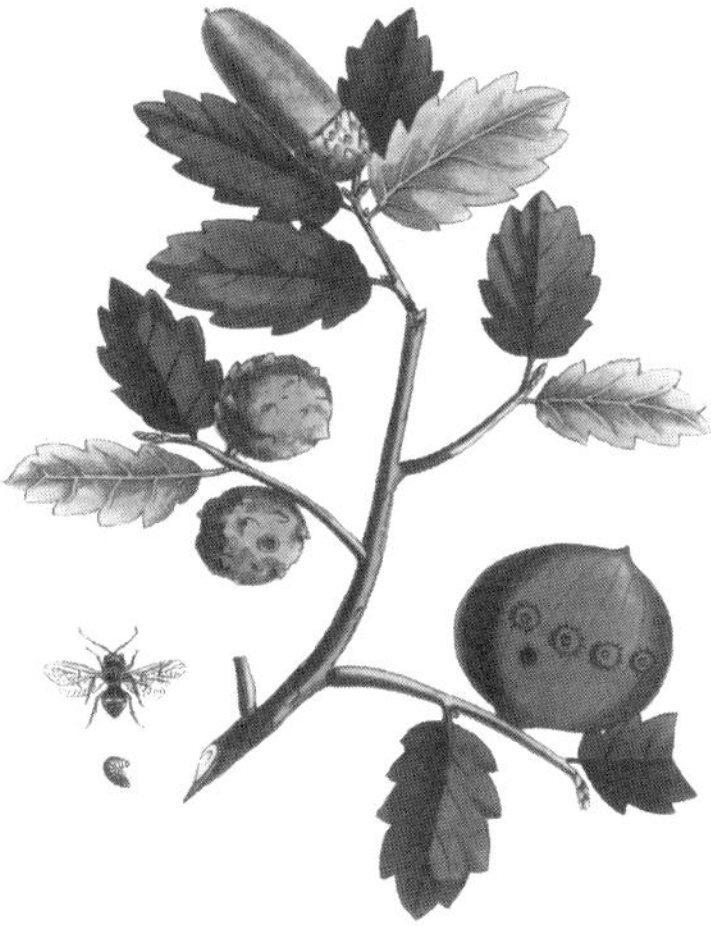

健康障害を起こしだす伝統食品

食品として利用されている植物は、もとは身近にあるものです。また、食品が、健康維持増進だけでなく、薬として利用される例も多くみられます。食経験は、旧大陸の四大文明発祥地の遺跡にみられるものも多いですが、新大陸のマヤ・アステカ文明やアンデス文明での食経験も食文化として地域の人々によって伝えられてきています。文明の交流によって気候風土に合ったものが持ち込まれ、その地域で深く利用され、現代での食文化の中心になったものも多く存在します。

エジプト文明は、たくさんの野菜を世界に普及させていますし、新大陸のトウモロコシも世界の食品の中心になっています。また、アンデス山地の食品も伝播した国で深く浸透しています。トマトはイタリア料理の主役になり、ジャガイモはドイツの主食となり、トウガラシは韓国や東南アジアの国々では日常的な食品になっています。

中国文明のコメ・ダイズ、メソポタミア文明のコムギ、インダス文明のショウガやウコン類なども、これらの地域から発し、世界の食品になったものです。

食品は食べて体に害がないという食経験があるので、安全性の保証があります。しかし、現代の食品には注意を喚起しなければならないものもあり、その一つがアレルギー性疾患を引き起こすものです。ある調査によるとアトピー性皮膚炎患者の主要アレルギー食品として、卵、大豆、牛乳、小麦、米が上位を占めていました。

これらの食品は長い食経験があり、近年まで重篤の健康障害はみられませんでした。しかし、食の加工技術が進み、日常の食生活が大きく変わり、また、環境の変化で、人類の免疫力も低下してきており、アレルギー障害が起こることもあると思われます。

特に、小児の健康障害が多くみられることから、厚生労働省は平成23（2011）年に「保育所におけるアレルギー対応ガイドライン」を出して、小児の健康を守る動きをしてきています。食物アレルギーの現状は食文化の多様化と交差問題があるようで、食物アレルギー患者の増加（顕在化）あるいは多様化は、先進国にとって大きな社会問題ともなっています。

WHO／FAO（世界保健機関・国連食糧農業機関）はアレルギー食品の表示を勧

告し、平成14（2002）年には日本が世界に先駆け、日本人にとって重篤な臨床症状を惹起する特定原材料5品目（その後2品目追加され現在は7品目[※1]）の表示義務化を「食品衛生法」において行いました。

現在、消費者庁の加工食品のアレルギー表示対象品目として、前述の特定原材料7品目のほかに、20品目[※2]が表示を推奨されており、そのうち11品目が植物由来です。

生活環境条件に起因して発症する一般アレルギー疾患と食物アレルギーには密接な関連性を示すものがあります。シラカバ・ハンノキ花粉症患者は、リンゴやモモなどバラ科の果物でアレルギー反応を起こします。また、ブタクサ花粉症の患者では、主としてウリ科の果物がアレルゲンです。

さらに、食経験のある原材料を使用した食品でもアレルギー以外の健康障害を起こすことがあります。流通しているセントジョーンズワート（セイヨウオトギリソウ）は、医薬品との併用に、注意喚起が出されている健康食品です。また、日本では専ら医薬品とされるカヴァに関して、WHOからは、肝臓障害を起こすため、使用方法に注意を促すガイドラインが出されています。

伝統的食品であっても、食品加工や流通の変革で安全の注意を要することがあり、さらに海外からの食材は原材料を正確に把握してから用いることが必要でしょう。

佐竹元吉

※1　特定原材料7品目（262頁）
卵、乳、小麦、落花生、えび、そば、かに。
※2　特定原材料に準ずるもの20品目（262頁）
いくら、キウイフルーツ、くるみ、大豆、バナナ、やまいも、カシューナッツ、もも、ごま、さば、さけ、いか、鶏肉、りんご、まつたけ、あわび、オレンジ、牛肉、ゼラチン、豚肉。

本書は一般財団法人　医療経済研究・社会保険福祉協会が運営するサイト「健康食品フォーラム」に平成27年6月から平成29年3月まで連載されたものに加筆・修正したものです。

著者
佐竹元吉　昭和薬科大学薬用植物園薬用植物資源研究室研究員
正山征洋　長崎国際大学薬学部教授
和仁皓明　西日本食文化研究会 主宰

ヒトは何故それを食べるのか
食経験を考える63のヒント

2017 年 11 月 10 日　発行

著者
佐竹元吉・正山征洋・和仁皓明

編集企画
一般財団法人医療経済研究・社会保険福祉協会

発行者
荘村明彦

発行所
中央法規出版株式会社
〒110-0016　東京都台東区台東 3-29-1　中央法規ビル
営　　業　TEL 03-3834-5817　FAX 03-3837-8037
書店窓口　TEL 03-3834-5815　FAX 03-3837-8035
編　　集　TEL 03-3834-5812　FAX 03-3837-8032
https://www.chuohoki.co.jp/

装幀・印刷・製本
永和印刷株式会社

定価はカバーに表示してあります。　ISBN978-4-8058-5588-1